K.-H. Daute (Hrsg.)
Neuropsychiatrie
des Kindes- und Jugendalters

*Mit freundlicher Empfehlung
überreicht durch*
Dr. Wolfgang Kümpfel

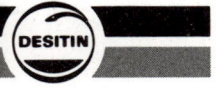

Mit freundlicher
Empfehlung der
DESITIN Arzneimittel GmbH
2000 Hamburg 63

K.-H. Daute (Hrsg.)

Neuropsychiatrie

des Kindes- und Jugendalters

15 Abbildungen
11 Tabellen

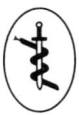

W. Zuckschwerdt Verlag München · Bern · Wien · San Francisco

Der Herausgeber:

Prof. Dr. sc. med. K.-H. Daute
Univ.-Kinderklinik Jena
Abt. Kinderneuropsychiatrie
Kochstraße 2
O-6900 Jena

PC 143

Medizinische Akademie Erfurt
Klinik u. Poliklinik f. Neurologie
und Psychiatrie
Bibliothek

Titelbild:

Die Bäume. Miniatur aus der Enzyklopädie des Bartholomäus Angelicus (illustrierte Handschrift, Anfang des 15. Jahrhunderts). – Universitätsbibliothek Jena
Elf prächtige Bäume auf einer grünen Wiese, schmücken das Buch über die »Bäume und Kräuter und ihre Eigenschaften«, Buch 17. Verschiedene Obstbäume, eine Palme, eine Zypresse, eine Eiche und andere Gehölze sind mit deutlicher Unterscheidung ihrer Blätter und Früchte und auch ihrer Wuchsform dargestellt. Die Bäume verteilen sich ohne Überschneidung auf der Wiesenfläche und vor dem ornamentalen Grund, dem goldenen Karomuster auf Rot, jeder ein eigenständiges Gewächs und jeder ein Vertreter seiner Gattung.   Johanna Flemming, 1982

Die Deutsche Bibliothek – CIP-Einheitsaufnahme

Neuropsychiatrie des Kindes- und Jugendalters ; 11 Tabellen /
K.-H. Daute (Hrsg.) – München ; Bern ; Wien ; San Francisco
: Zuckschwerdt, 1991
  ISBN 3-88603-419-4
NE: Daute, Karl-Heinz (Hrsg.)

Geschützte Warennamen (Warenzeichen) werden nicht immer kenntlich gemacht. Aus dem Fehlen eines solchen Hinweises kann nicht geschlossen werden, daß es sich um einen freien Warennamen handelt.

Alle Rechte, insbesondere das Recht der Vervielfältigung und Verbreitung sowie der Übersetzung, vorbehalten. Kein Teil des Werkes darf in irgendeiner Form (durch Fotokopie, Mikrofilm oder ein anderes Verfahren) ohne schriftliche Genehmigung des Verlages reproduziert werden.

© Copyright 1991 by W. Zuckschwerdt Verlag GmbH, Kronwinkler Str. 24, D-8000 München 60.
Printed in Germany by Presse-Druck Augsburg

ISBN 3-88603-419-4

Inhalt

Vorwort IX

**Psychiatrie – Neurologie – Neuropsychiatrie
des Kindes- und Jugendalters**

Tradition

Nissen G. (Würzburg): Entwicklungsstufen der Kinder- und
  Jugendpsychiatrie in Europa 3
Patzer H. (Erfurt): Pädiatrie und Heilpädagogik 9

Struktur: Konzepte

Remschmidt H. (Marburg): Die Perspektive der Kinder-
  und Jugendpsychiatrie in ihren Beziehungen zu den
  Nachbardisziplinen 21
Stephani U. und Hanefeld F. (Göttingen): Kinderneurologie –
  Kinder- und Jugendpsychiatrie – Kinderneuropsychiatrie .. 39
Daute K.-H. (Jena): Strukturvorstellung zum Begriff der
  Kinderneuropsychiatrie 48
Schernikau H. (Berlin): Aufgaben und Funktion einer kinder-
  neuropsychiatrischen Basisklinik 56

Struktur: Beispiele

Martinius J. (München): Strukturierte kinder- und jugendpsychiatrische Versorgung in einer Großstadtregion 61
Steinhausen H. Ch. (Zürich): Die kinder- und jugendpsychiatrische Versorgung im Kanton Zürich (Schweiz) .. 71
Cammann R. (Rostock): Zum Krankengut und einigen
  besonderen Aspekten in der Kinderneuropsychiatrie 75

Rohmann E. (Rostock): Zur Neuropädiatrie in Rostock
  (Krankengut und spezielle Aspekte) 78
Trappe H. (Osnabrück): 10 Jahre Kinder- und Jugend-
  psychiatrie im Kinderhospital Osnabrück 82
Müller G. (Wermsdorf): Die kinderneuropsychiatrische Station
  in der Kinderklinik 86
Kinze W. und Bachmann H. (Lübben): Kinderpsychiatrische
  Patienten im stationären Bereich 89
Döll R. und Wiggers G. (Berlin): Kinderneuropsychiatrischer
  Konsiliardienst im Kinderkrankenhaus 91

Kinder-Neuropsychiatrie
Einzelfragen: Psychiatrie

Witzel P. (Hildburghausen): Die Bedeutung der frühen
  Mutter-Kind- und Vater-Kind-Beziehung für die physische
  Gesundheit 95
Anstock Ch. und Herrmann D. (Bad Reiboldsgrün): Das
  klinische Hilfsschulinternat im kinderpsychiatrischen
  Fachkrankenhaus 99

Einzelfragen: Neurologie

Klepel H. (Magdeburg): Zerebro-vaskuläre Krankheiten im
  Kindesalter unter diagnostischen, therapeutischen und
  prognostischen Aspekten 103
Todt H. und Lindner B. (Dresden): Das Landau-Kleffner-
  Syndrom... 105
Fischer G. und Klepel H. (Magdeburg): Erfahrungen bei der
  Behandlung von Epilepsien des Kindes- und Jugendalters
  mit Carbamazepin retard 108
Zimmermann R. (Schwerin): Therapie und Betreuung von
  Kindern mit bösartigen Hirntumoren unter dem Aspekt
  der Lebensqualität 110
Mattigk G. (Jena): Die kortikalen somatosensibel und frühen
  akustisch evozierten Potentiale bei Kindern 112

Einzelfragen: Neuropsychiatrie

Ettrich C. (Leipzig): Entwicklungsneurologische Längsschnittdaten im Rahmen einer komplexen Entwicklungsdiagnostik 117
Donczik J., Endter D., Schenker J. und Simernitzkaja E.G. (Jena): Neuropsychologische Lernfähigkeitsdiagnostik bei Kindern mit Schulschwierigkeiten mit der Testbatterie »LURIA 90« 119
Wetzel K., Bravidor Ch. und Pröhl U. (Jena): Ergebnisse und praktische Relevanz neuropsychologischer Untersuchungen bei Vorschulkindern mit neuropädiatrischen Erkrankungen 121
Lobert W., Gerhard U.-J., Buhr M., Kaufmann H., Hiekel L. und Böhm G. (Jena): Intervention bei Pubertätskrisen mit depressiver Verstimmung 123
Wässer St., Theile H. und Schröter G. (Leipzig): Zum konzeptionellen Vorgehen bei der Betreuung von Kindern mit embryofetalem Alkoholsyndrom 130
Vehreschild T. (Nordhausen): Scheidungsfolgen aus kinder- und jugendpsychiatrischer Sicht 134

Autorenverzeichnis 137

Vorwort

Sinn und Zweck unseres Jenaer Symposiums war es, kompetente und möglichst sogar bestimmende Fachvertreter von Neuropädiatrie, Kinder-Jugend-Psychiatrie und Kinderneuropsychiatrie einmal für zwei Tage zusammenzubringen, um miteinander über Strukturprobleme der Neurologie und Psychiatrie des Kindes- und Jugendalters zu reden. Das Vorhaben läßt sich sowohl methodologisch wie natürlich auch und vor allem inhaltlich begründen. Zur methodologischen Begründung muß hier ein Zitat von *Richard Jung* (1987) genügen: »Synthetische Konzeptionen sind ebenso notwendige Methoden wissenschaftlicher Forschung wie experimentelle Untersuchungen. Reine Spezialforschung führt zur Isoliertheit, und erst die gegenseitige Anregung und Wechselwirkung von Theorie und Praxis, ..., von einem Fach zum anderen bedeuten lebendige Forschung«.

Die inhaltliche Begründung, selbstverständlich das tragende Element unseres Vorhabens, ist im Grund einfach und zwingend: Sie liegt in dem unseres Erachtens dringlich gewordenen Erfordernis zu breiteren und festeren sachdienlichen Gemeinsamkeiten. Manches spricht derzeit dafür, daß der Erfolgsweg des strikt getrennten Marschierens, wenn schon nicht für die Forschungsspitzen, so doch mindestens für die anwendende Basis der Betreuungsarbeit, mit unserer Generation erst einmal ausgeschritten ist, eines Moments kritischer Besinnlichkeit und womöglich einer gewissen Neuorientierung hinsichtlich des weiteren Weges bedarf. In den alten Bundesländern ist bekanntlich die Kinder- und Jugendpsychiatrie die einzige ausschließlich auf diesen Altersbereich definierte Spezialdisziplin, die als primäres Fachgebiet abgesondert von der gesamten übrigen Kinderheilkunde existiert. Das ist epidemiologisch, nosologisch, klinisch und therapeutisch durchaus begründbar und darüber hinaus unstreitig erfolgreich gewesen, gibt aber sicherlich auch Anlaß zu kritischem Nachdenken.

Auf die Frage nach seinem Verhältnis zu den Kinder- und Jugendpsychiatern hat neulich ein prominenter, bekanntlich noch nicht einmal mit dem Recht auf eine Zusatzbezeichnung belehnter Neuropädiater geantwortet: »Man grüßt sich!« Daß dies nicht mehr reicht, empfinden anscheinend inzwischen, zwar gewiß mehr oder weniger, aber irgendwie doch wohl alle Beteiligten. Da bedauern Kinderpsychiater gesprächsweise ihr Defizit an Säuglings- und Kinderneurologie; da halten sich Neuropädiater, wenn auch beinahe verschämt, für die heilpädagogischen und psychotherapeutischen Erfordernisse ihrer Abteilung einen Kinderpsychiater, und da gibt es vor allem die großen Bereiche, in denen sich beide Kompetenzen direkt überschneiden, wie etwa als Beispiel Psychosomatik und neurotische Manifestationen, hyperkinetisches Syndrom, Lern-, Konzentrations- und Teilleistungsstörungen oder nicht zuletzt die Epileptologie, von der wir übrigens leider keinen der großen Profilträger für unsere Veranstaltung hatten gewinnen können.

In der ehemaligen DDR, den jetzigen neuen Bundesländern, hat demgegenüber seit 1975 das Konzept der Subspezialisierung für die Neuropsychiatrie des Kindes- und Jugendalters gegolten, dem die Vorstellung von einer mehr oder weniger monistischen, also die Kinderneurologie wie auch die Psychiatrie des Kindes- und Jugendalters umfassenden, sowohl von der Neuropsychiatrie wie auch von der Kindermedizin her zugänglichen Kompetenz zugrundegelegen hat. Seit 1979 haben wir in Jena den Versuch betrieben, diese Idee einmal im Rahmen einer Kinderklinik institutionell zu verwirklichen. Wenn die Kollegen der alten Bundesländer auf dem konsequent dualistischen Weg von entweder Neuropädiatrie oder Kinder-Jugend-Psychiatrie erfolgreicher gewesen sind als wir, so mag das teils an der Struktur, teils aber doch wohl auch an ihren in vielen Hinsichten unvergleichlich besseren Voraussetzungen und Bedingungen gelegen haben.

Um alle diese Fragen und Probleme erfordernisgerecht auf der Höhe der Zeit diskutieren und bewältigen zu können, reicht unseres Erachtens nicht mehr lediglich die als selbstverständlich zu fordernde Portion von gegenseitigem Respekt, Verständnis und Anstand. Dazu bedarf es vielmehr konkreter, wo nötig auch strukturell verbindlicher Zusammenarbeit. Gewiß sehen andere das anders, aber auch dann sollte man zumindest einmal miteinander darüber reden.

Das war unser Anliegen zu diesem Symposium. Vor dem »*quo vadis*« für die Neurologie und Psychiatrie des Kindes- und Jugendalters, zu dem wir in dieser Veranstaltung nur allenfalls fragmentarisch hatten kommen können, und vor dem »*ubi*«, dem wo stehst du, von dem in diesem Sammelheft vorwiegend die Rede sein wird, steht erst mal das »*unde*«, das woher kommst du; und von ihm handeln im engeren Sinne die ersten beiden hier folgenden Beiträge.

K.-H. Daute

Psychiatrie – Neurologie – Neuropsychiatrie des Kindes- und Jugendalters

Tradition

Entwicklungsstufen der Kinder- und Jugendpsychiatrie in Europa

G. Nissen
Klinik und Poliklinik für Kinder- und Jugendpsychiatrie
der Universität Würzburg

Von den ersten nachchristlichen Jahrhunderten bis weit in das 17. Jahrhundert standen Pflege und Obhut für das psychisch gestörte Kind überwiegend durch Nonnen und Mönche im Vordergrund. Daneben spielte der Dämonen- und Hexenglaube, verstärkt im ausgehenden Spätmittelalter, eine unheilvolle Rolle. Es sei nur an den Exorzismus erinnert, durch den geistig behinderte Kinder als »Incubus« getötet wurden, oder an die Tötung psychisch kranker Kinder (*Tramer* 1945) als Hexen. Unter 157 Personen, die von 1627–1629 in Würzburg (*Nissen* 1982) wegen Hexerei verbrannt wurden, waren 27 Kinder, teilweise unter zehn Jahren.

Ein Phänomen, das sich teilweise als psychische Massenepidemie erklären läßt, waren die 1212 einsetzenden Kinderkreuzzüge. Nach *Hecker* (1845) sollen dabei in einem Jahr 60000 Kinder zugrundegegangen sein, ganze Schiffsladungen wurden an die Sarazenen verkauft. Ein Hirtenjunge aus dem französischen Dorf Cloies bezeichnete sich als von Christus gesandt und erklärte, daß alle Kinder das Heilige Land befreien müßten (*Weygandt* 1936).

In fast allen europäischen Ländern kam es außerdem in dieser Zeit zu seltsamen Kinderprozessionen, von denen viele Kinder nicht zurückkehrten. Der Glaube, daß auch Kinder vom Teufel besessen sein könnten, währte noch Jahrhunderte; sicher oft auf der Basis unerkannter hysterischer oder psychotischer Störungen.

In Deutschland wurde von *Weyer* (1515–1588) ein 15jähriges hysterisches Mädchen entlarvt, das behauptete, ein halbes Jahr keine Nahrung zu sich genommen zu haben (*Bromberg* 1959). In Holland verursachte eine unter optischen Halluzinationen leidende Lehrerin 1616 eine durch sie induzierte psychische Epidemie unter 50 Kindern. Seit altrömischer Zeit bis in die Neuzeit bildeten körperlich mißgebildete, oft psychisch gestörte minderwüchsige Jugendliche und Erwachsene als Hofnarren, etwa am spanischen Hof (z.B. Nicolasito Pertusato oder Maria Bertola, gemalt von Velasquez), ein eigenartiges Phänomen; ebenso aber auch Kretinen, die noch im 18. Jhdt. im Wallis (Schweiz) als Schutzengel und Heilige (*Weygandt*) angesehen wurden. *Paracelsus* (1493–1541) beschrieb als erster Zusammenhänge zwischen dem endemischen Kropf und Schwachsinn (Kretinismus). Sein Schüler *Plater* (1536–1614) erkannte, daß es eine »stultitia originalis«, eine angeborene Geistesschwäche und einen erblichen Schwachsinn gibt. Vom ausgehenden Mittelalter bis Ende des 18. Jhdts. ist die Geschichte der Kinderpsychiatrie weitgehend mit der Entwicklung der Heilpädagogik identisch. *Comenius* (1592–1670) forderte, daß »auch die Blinden, die Tauben und die Dummen« gebildet werden sollen und können (*Schaller* 1973). *Pestalozzi* (1746–1827), der nach humanistischer Ausbildung in Waisen- und Armenanstalten arbeitete und schriftstellerisch besonders das Wesen der »niederen Menschen« zu ergründen trachtete und die Bedeutung des Milieus für die Entwicklung des Kindes erkannte, unterschied »Kinder mit guten Anlagen« und »leistungsschwache Kinder, von Geburt an ohne therapeutische Aussichten« (*Schönebaum* 1969). *Fröbel* (1778–1852) entwarf ein philosophisches System, in dem er sich um eine geschlossene »Lebens- und Erziehungswissenschaft« bemühte. Er entwickelte eine gestaffelte Spiel-, Lern-, und Ausbildungsplanung, die vom Kindergarten bis zur Erwachsenenbildung reichte und konsequent den Weg vom »Leichten zum Schweren« und vom »Spiel zur Arbeit« methodologisch festlegte (*Hoffmann* 1969). Der pädagogische Aspekt psychischer und kognitiver Störungen fand auch bei dem Philosophen *Kant* (1724–1804) seinen Niederschlag, etwa in der Schrift »Von der Macht des Gemütes, durch den bloßen Vorsatz seiner krankhaften Gefühle Meister zu sein«, in der er die Auffassung vertrat, daß die Behandlung von Geisteskranken Philosophen vorbehalten bleiben müsse, wofür er in seiner »Anthropologie in pragmatischer Hinsicht« (1798) ein eigenes nosologisches Schema entwickelte. Der Terminus »Heilpädagogik« wurde offiziell zwar erst in der zweiten Hälfte des 19. Jhdts. von *Georgens* und *Deinhard* (1861) eingeführt, die Bezeichnung »heilende Erziehung« war jedoch ein Begriff, der sich über mehrere Jahrhunderte verfolgen läßt; in England »to cure« (*Locke* 1693) und in Frankreich »remédier« (*Rousseau* 1762). *J.P. Frank* (1745–1821), ein Promotor der Sozialhygiene, erhob in seinem Buch »System einer vollständigen medizinischen Polizey« (1784) die strenge Forderung nach Erziehung und Bildung aller schwachsinnigen Kinder.

In der ersten Hälfte des 19. Jhdts. befanden sich psychisch gestörte Kinder, soweit sie nicht in der Großfamilie blieben, in Heimen oder in den zahlenmäßig seltenen pädiatrischen Hospitälern, überwiegend jedoch in den Irrenhäusern für Erwachsene. In Valencia (Spanien) wurde 1409 weltweit die erste Abteilung für psychisch kranke Kinder (*Alexander* und *Selesnick* 1969) errichtet. Psychiater, die auch Kinder behandelten, beschrieben in der ersten Hälfte des 19. Jhdt. besonders oligophrene und demente Kinder, während in der zweiten Hälfte versucht wurde, eine naturwissenschaftliche Klassifikation psychischer Störungen im Kindes- und Jugendalter aufzustellen.

Mit *Griesinger* (1817–1868) begann eine neue Epoche der Psychiatrie, in der erstmalig auch konsequent Kinder und Jugendliche einbezogen waren. In seiner »Pathologie und Therapie der psychischen Erkrankungen« (1845) erklärte er zwar alle psychischen Erkrankungen als Folge einer Entartung und Veränderung des Gehirns, »weil nur dadurch Anomalien im Vorstellen und Handeln hervorgerufen« werden können. Im Hinblick auf das Kindesalter sprach er jedoch auch von »geweckten oder unterhaltenen Hirnreizungen«, entstanden durch »zweckwidrige Behandlungen, durch falsche Erziehung, Mißhandlungen, intellektuelle Überanstrengung oder Verzärtelung«, welche »zur Hemmung der psychischen Weiterentwicklung» und damit zu einer »Störung der Ich-Entwicklung» führen können. Entwicklungsstörungen waren aus seiner Sicht die Hauptursache aller psychischen Störungen bei Kindern. *Griesinger* erklärte die altersspezifische Färbung psychischer Erkrankungen bei Kindern mit ihrer noch unvollständigen Ich- und Intelligenz-Entwicklung und wies darauf hin, daß eine geistige Störung nicht allein durch sich selbst nachteilig wirke, sondern daß

sie vor allem die seelische Gesamtentwicklung ungünstig beeinflusse. Eine ähnliche Bedeutung wie *Griesinger* für Deutschland und den Kontinent hatte *Maudsley* (1835–1918) für Großbritannien, der in seinem Lehrbuch »The Physiology and Pathology of Mind« (1897), in dem er ein 35 Seiten langes Kapitel einer »Insanity of early life« einräumte, versuchte, eine entwicklungsorientierte Systematik aufzustellen:
1) moral insanity, 2) monomania, 3) choreic delirium, 4) cataleptoid insanity, 5) epileptic insanity, 6) mania und 7) melancholia.
Zu dieser Zeit dominierte das Konzept der hereditären Transmission, es wurden aber auch konkrete genetische psychopathologische Kausalfaktoren diskutiert (*Parry-Jones* 1989). Der Entwicklungsgedanke, die Existenz des »vulnerablen Kindes«, die »insane diathesis«, wurde von *Clouston* (1884) herausgehoben und von *Courtney* (1911) exakt definiert (17).
Zur Abgrenzung der Kinder- von der Erwachsenenpsychiatrie bewies *Schüle* mit seinem Lehrbuchkapitel »Die Seelenstörungen des Kindesalters« (1878) einen erstaunlichen Weitblick. Er führte aus, daß diese nicht ein »typischer Abklatsch der Erwachsenen« seien, »weil die Patienten eben noch Kinder sind, und ein kindliches Gehirn eigenartige Raktionen hat«, und forderte die Einführung eines eigenen Fachgebietes für psychisch kranke Kinder.
»Nur die Defekt- und Entartungszustände im Kindesalter sind vollständig vertreten. Die Aufregungs- und Depressionszustände kommen zwar auch vor, aber nur als Phasen des erblichen, respektive angeborenen Irreseins, auch dann und wann im Gefolge interkurrenter körperlicher Erkrankungen. Sie sind aber sowohl in ihrem Symptom ganz und gar eigenartig gegenüber von dem der Erwachsenen, als abgekürzt und fragmentarisch in ihrem Verlauf«.
Im 19. Jhdt. erschienen in Deutschland, Frankreich und Großbritannien vier maßgebliche Lehrbücher, die sich mit den psychischen Erkrankungen des Kindes- und Jugendalters beschäftigten: *Emminghaus* (1887), *Moreau de Tours* (1888), *Manheimer-Gommes* (1899) und *Ireland* (1898). Dem Buch von *Emminghaus* (1845–1904) »Die psychischen Störungen im Kindesalter« (1887) wurde von dem amerika-

nischen Psychiater *Harms* in seinem Buch »Origins of Modern Psychiatry« (1967) die maßgebliche Rolle für die Entwicklung einer wissenschaftlichen Kinder- und Jugendpsychiatrie überhaupt zugewiesen. Er habe keine bloß vom Erwachsenen- auf das Kindesalter deduzierte, sondern eine aus Direktbeobachtungen gewonnene selbständige Psychopathologie dieses Lebensabschnittes entwickelt. *Alexander* und *Selesnick* (1969) stellten fest: »Es ist bedauerlich, daß eine der klarsten Darstellungen der Kinderpsychiatrie des ausgehenden 19. Jhdts. wenig Einfluß erlangte«.

In Großbritannien publizierte *Langdon Down* (1887) »The Mental Affections of Childhood and Youth«, das sich hauptsächlich auf »mental deficiency« konzentrierte, darunter auch das später nach ihm benannte Syndrom. *Heller* (1869–1938), dessen Vater eine Heilpädagogische Anstalt in Wien begründet hatte, arbeitete eng mit Pädiatern und Psychiatern, insbesondere mit *Widerhofer* und *Krafft-Ebing* zusammen und publizierte 1904 seinen »Grundriß der Heilpädagogik« und beschrieb 1908 die »Dementia infantilis«, die er als selbständige Krankheitseinheit (*Hellersche* Demenz) betrachtete.

Kanner (1960), der sein 1935 erstmals erschienenes Lehrbuch »Child Psychiatry« herausgab, bezeichnete den 19. Mai 1933 als den »Geburtstag des Terminus Kinderpsychiatrie«. Bereits vorher waren gleiche oder ähnliche Bezeichnungen von *Manheimer-Gommes* (1899), *Collin* (1914) und *De Sanctis* (1925) verwendet worden; der Terminus »Jugendpsychiater« findet sich erstmals (*Nissen*) bei *Scholz* (1912). Entscheidend ist jedoch, daß *Tramer* und *Kanner* die »Kinderpsychiatrie« durch die von ihnen herausgegebenen Lehrbücher definitiv geprägt und verfestigt haben. Im Laufe der nachfolgenden Jahrzehnte entstand die medizinische Sonderdisziplin »Kinder- und Jugendpsychiatrie«, die seither in den meisten europäischen und westlichen, aber auch in einigen osteuropäischen Ländern durch eigene Lehrstühle, Lehrbücher, Journale und durch nationale und internationale wissenschaftliche Gesellschaften vertreten ist.

Die Kinder- und Jugendpsychiatrie der Gegenwart befindet sich in einer wissenschaftlichen Phase, in der sich erste Rückwirkungen ihrer Untersuchungs- und Forschungsergebnisse auf das Konzept der

Erwachsenenpsychiatrie auszuwirken beginnen. Die Einsicht, daß nosographische Zuordnungen psychiatrischer Erkrankungen bei Erwachsenen sich nicht auf Kinder transponieren lassen, beginnt zu wachsen; es ist vorauszusehen, daß die alters- und entwicklungsspezifisch orientierte Psychopathologie der Kinder- und Jugendpsychiatrie schon aus chronobiologischer Sicht zu einer Revision allgemeinpsychiatrischen Denkens führen wird.

Literatur beim Verfasser.

Pädiatrie und Heilpädagogik

H. Patzer
Abteilung für Entwicklungsfragen
der Klinik und Poliklinik für Kindermedizin
der Medizinischen Akademie Erfurt

Mein Beitrag zu diesem Symposium wurde unter das Motto »Tradition« gestellt. Ich stimme dem voll zu, weil ich der Meinung bin, daß in Zeiten des Umbruchs und des Aufbruchs zu neuen Aktivitäten ein Rückblick, auch aus der Sicht dessen, der nicht mehr im ärztlichen Berufsleben steht, immer nützlich ist. Es kommt hinzu, daß ich versuchen möchte, Ihnen ein wenig von dem »Genius loci Jenensis« zu vermitteln, der in zurückliegender Zeit die Entwicklung der Pädiatrie, der Kinderpsychiatrie und der Heilpädagogik im deutschsprachigen Raum maßgeblich beeinflußt hat.

Meine Erfahrungen und Kontakte mit der Heilpädagogik gehen auf das Jahr 1951 zurück. Damals beauftragte mich mein Chef an der Jenaer Universitäts-Kinderklinik, Prof. *Ibrahim,* einmal wöchentlich eine kinderärztliche Beratung in dem heilpädagogischen Heim auf der Sophienhöhe durchzuführen. Dieses Heim war 1890 von *Dr. Johannes Trüper* gegründet worden. *Johannes Trüper* hatte nach mehrjähriger Berufspraxis als Volksschullehrer in Jena Philosophie, Psychologie und Naturwissenschaften studiert, hatte auch Psychiatrie-Vorlesungen gehört und war von Prof. *Binswanger,* dem Direktor der Universitäts-Nervenklinik, zur Gründung dieses Heimes, das er zunächst »Heilerziehungsanstalt« nannte, ermutigt und von seinem Oberarzt Priv.-Doz. *Wilhelm Stromayer* dabei tatkräftig unterstützt worden.

Prof. *Ibrahim,* der kinderneurologisch besonders interessiert war, hatte selbst über viele Jahre dort regelmäßige Konsiliartätigkeit durchgeführt.

Der Kinderarzt, Kinder- und Jugendpsychiater *Franz Wurst* bezeichnet in seinem Kapitel »Heilpädagogik« des enzyklopädischen Werkes »Die Psychologie des 20. Jahrhunderts« die Jahre 1870–1918 als die

Gründerjahre der Heilpädagogik. Das muß eine Zeit vielfältiger Reformbewegungen und der Aufbruchstimmung auf allen Gebieten der Menschenerziehung und Menschenbildung gewesen sein. In der Kritik an Schule, Lebensstil und Kultur der damaligen Zeit waren sich viele Akademiker und Nichtakademiker einig. Dazu gehörten Hochschulprofessoren wie *Wilhelm Rein, Peter Petersen* und *Wilhelm Flitner,* die zum Teil aus der Jugendbewegung kamen und auch zu den Begründern der Volkshochschule gehörten.

Vom *Trüperschen* Jugendheim bestanden intensive Kontakte zu den von *Hermann Lietz* begründeten Landerziehungsheimen, insbesondere zur Freien Schulgemeinde Wickersdorf. Man stimmte überein in speziellen methodischen Prinzipien wie Coedukation, handwerkliche, sportliche und musische Bestätigung. Daß Meinungsunterschiede über die Aufgabenverteilung zwischen Pädagogik und Heilpädagogik auftraten und zum Teil fast kämpferisch ausgetragen wurden, war wohl zum großen Teil in den sehr unterschiedlichen Temperamenten der führenden Persönlichkeiten wie *Johannes Trüper, Hermann Lietz, Gustav Wyneken* und *Paul Geheeb* begründet.

Mit dem ersten anthroposophischen »Heil- und Erziehungsinstitut für seelenpflegebedürftige Kinder«, das mit *Rudolf Steiners* Initiative 1924 am gegenüberliegenden Ufer der Saale auf dem Lauenstein gegründet wurde, ergaben sich zahlreiche fachliche und persönliche Kontakte.

Schließlich ist noch *Maria Montessori* zu nennen, die das *Trüpersche* Heim persönlich kannte und deren Erziehungsprinzipien zweifellos auch Eingang in die Arbeit auf der Sophienhöhe gefunden haben. Es gibt Berichte von Seminaren und Vorträgen, die auf der Sophienhöhe über *Maria Montessori* und ihre Beziehungen zu *Friedrich Fröbel* abgehalten wurden.

Über die Abgrenzung der Verantwortungsbereiche von Medizin, insbesondere Kinderpsychiatrie und Heilpädagogik war man sich damals noch nicht so recht einig. *Joh. Trüper* nimmt selbst wiederholt Stellung zu dieser Frage in der von ihm 1896 gegründeten Zeitschrift, die er nannte »Die Kinderfehler, Zeitschrift für Pädagogische Pathologie und Therapie in Haus, Schule und sozialem Leben«. Später änderte er den Zusatz: »Zeitschrift für Kinderforschung mit besonderer Berücksichtigung der Pädagogischen Pathologie«. Der Begriff »Pädagogische Pathologie« geht zurück auf den Psychologen und Philosophen *Ludwig Strümpell*, den Vater des späteren Internisten *Adolf Strümpell* aus Leipzig. Er wurde damals definiert als »die Lehre von den fehlerhaften Erscheinungen der Bildsamkeit des Kindes«. Nähere Bezeichnungen für solche »fehlerhaften Erscheinungen« bzw. »Kinderfehler» lauteten damals »moralische Entartung«, »Willensstörungen«, »Launenhaftigkeit«, »geistige Schwäche«, »psychopathische Minderwertigkeit« u.a.

Als ich meine beratende Tätigkeit aufnahm, lag jene Gründerzeit mit ihren vielfältigen Bewegungen etwa 20 Jahre zurück. *Franz Wurst* bezeichnete diese Jahre nach dem 2. Weltkrieg als Epoche der Wiederherstellung. Für die besondere politische Situation – die sowjetische Besatzungszone war noch nicht lange in die DDR übergegangen – könnte man eher von einer Zeit sprechen, die gekennzeichnet war durch den Versuch, die Heilpädagogik traditionellen Stils aufrecht zu erhalten. Das Jugendheim war einigermaßen unbeschadet über die Hitlerzeit hinweggekommen, die menschliche sowie fachlich-methodische Kontinuität im Inneren war dadurch gesichert, daß Sohn und Tochter des Gründers die Leitung und damit die Verantwortung für die gesamte pädagogische Arbeit übernommen hatten. Außerhalb der Einrichtung hatte das sozialistische Erziehungs- und Bildungssystem noch keine verbindlichen Formen angenommen, manche offiziellen Stellen standen der heilpädagogischen Arbeit positiv gegenüber, und so war es möglich, noch für einige Jahre im gleichen Sinne wie früher zu arbeiten, wenn auch unter finanziellen Schwierigkeiten und vor völlig anderem gesellschaftlich-politischen Hintergrund.

Über meine pädiatrische Tätigkeit, die sich zunächst auf recht vordergründige somatische Probleme bezog, wie Wachstumskontrolle, Erkrankungen der Atmungsorgane und der Haut, Impfungen, nach so vielen Jahren noch zu sprechen, würde sich wohl gar nicht lohnen, wenn ich nicht der Überzeugung wäre, daß damals meine Erfahrungen mit Kindern um eine entscheidende Dimension bereichert worden sind, und wenn ich nicht den Wunsch damit verbinden würde, des

100jährigen Jubiläums des Heimes auf der Sophienhöhe in Dankbarkeit zu gedenken.
Es stellte sich bald heraus, daß meine bis dahin ausschließlich klinischen Denkkategorien, Ätiologie-Diagnose-Therapie, für das Verständnis der heilpädagogischen Arbeit nicht ausreichten und der Ergänzung bedurften. Dazu trug natürlich bei, daß die Probleme bei den Kindern im Heim sehr heterogener Art waren. Es gab Kinder mit klar umschriebenen Diagnosen und Krankheitsbildern, wie Epilepsie, Myxödem, Mongolismus, infantile Zerebralparese. Die Aufgaben der Förderung und Erziehung waren mit diesen medizinischen Diagnosen noch nicht hinreichend gekennzeichnet und bedurften einer näheren psychopathologisch-pädagogisch orientierten Bestimmung. Das galt in vermehrtem Maße für Kinder mit Schul-, Erziehungs- und Verhaltensschwierigkeiten, die keinem der medizinischen Krankheitsbilder zugeordnet werden konnten, zu deren Kennzeichnung pädagogischerseits solche Termini verwendet wurden wie »psychisch schwergestört«, »geistig begabt, aber hirngestört«, »psychopathisch minderwertig«, »neuropathisch«.
Die psychiatrische Klassifizierung erfolgte durch einen Facharzt der Universitäts-Nervenklinik. Im Vordergrund stand aber immer wieder eine sorgfältige Beobachtung und Beschreibung des Erscheinungsbildes, so wie es schon *J. Trüper* in dem ersten Heft seiner »Kinderfehler« angekündigt hatte:
»Eingedenk der Forderung *Pestalozzis* – Die Anschauung ist das absolute Fundament der Erkenntnis – wollen wir beginnen mit der Anschauung fehlerhaft veranlagter Kinder, von solchen problematischen Naturen Bilder entwerfen, ihrem Werden nachforschen und die Rätsel, welche sie uns dabei stellen, mit Hilfe der in Betracht kommenden Wissenschaften zu klären und zu lösen versuchen«. Der Begriff »fehlerhaft veranlagt«, der in der damaligen heilpädagogischen Literatur oft vorkommt, ist meines Erachtens nicht gleichzusetzen mit unserem heutigen »genetisch bedingt«. Er umfaßte auch erworbene, insbesondere sozial bedingte Störungen.
Interessanterweise schreibt *Bleidick* in der neuesten Auflage von »Kinder- und Jugendpsychiatrie in Klinik und Praxis« im Kapitel

»Heilpädagogik«: »Wenn in medizinischer Sicht Ursache, Symptom, Diagnose und Therapie eine sukzessive Einheit bilden, so ist die pädagogische Interaktion gerade an der Auflösung des geschlossenen, standardisierten Systems interessiert. Ein Beispiel dafür bietet die Phänomenorientierung anstelle der Ursachenorientierung. Der Kinderpsychiater erhofft von einer differentialdiagnostischen Erkundung der Ätiologie gezielte Hinweise für die Therapie. Dem Sonderpädagogen sind solche Ratschläge willkommen, wenn sie differentielle didaktische Auswahlprinzipien und methodische Vorgehensweisen nach sich ziehen. In der Regel bleibt dies aber eine – pädagogisch gesehen – wirklichkeitsferne Forderung, weil sie außer acht läßt, daß aus edukativer Sicht ein Behinderter kein Mensch mit einer Behinderung ist, sondern eine Person, die mit subjektiven Möglichkeiten und Reaktionsformen Stellung genommen hat, sie verarbeitet, Fehlerformen von sekundärer Symptomatik produziert oder sich von der Schädigung distanziert hat. Darum hat die Sonderpädagogik an der differentialdiagnostischen Ursachenkenntnis nur bedingt Interesse. Selbst, wenn man leicht hirngeschädigte von psychoreaktiv gestörten Kindern und Jugendlichen trennen könnte, würde das vermutlich wenig für die Erziehung dieser verhaltensgestörten Kinder zu mündigen Staatsbürgern besagen. Ursachen von Behinderungen begründen keine Erziehungsziele«. Die unterschiedlichen Aspekte, unter denen man von der Norm abweichendes kindliches Verhalten betrachten muß, sind mir für meine gesamte spätere Arbeit mit behinderten Kindern bedeutsam geworden. Wenn ich damals versucht habe, auch aus dem eigenen pädiatrischen Fachbereich einen bescheidenen Beitrag zur spezifischen Arbeit mit den im heilpädagogischen Heim betreuten Kindern zu leisten, so habe ich den Stoff dazu aus meinen Beobachtungen über Auffälligkeiten der Gestalt bei vielen dieser Kinder genommen. Nach Studien über die ontogenetische und phylogenetische Bedeutung von »Dysmorphiezeichen«, wie wir heute sagen würden, konnte ich hin und wieder Hinweise zum genetischen Anteil von Entwicklungsstörungen geben und damit zur Abrundung der Erkenntnisse über die genetischen Zusammenhänge beitragen. Etwa zur gleichen Zeit stieß ich auf die Arbeiten von *Zeller* über Konstitution und Entwicklung, und ich sehe auch heute noch einen interessanten und wichtigen Beitrag des Pädiaters zur Arbeit mit behinderten Kindern in der subtilen Erfassung körperlicher Besonderheiten.

In die pädagogische Therapie etwas tiefer einzudringen, fiel mir aus meiner beratenden Position nicht leicht, obwohl ich an ausführlichen Gesprächen über jedes einzelne Kind teilnahm. Ich sah die heilpädagogischen Erfolge, hatte aber Schwierigkeiten, ein System zu erkennen, das der Arbeit zugrunde lag.

Für diesen Eindruck fand ich später eine Erklärung, als ich das Buch von *Irmela* und *Helmut Trüper* »Ursprünge der Heilpädagogik in Deutschland« las. Sie bekennen sich darin offen als Praktiker der heilpädagogischen Arbeit, die die verschiedensten wissenschaftlichen Hilfen dankbar aufnahmen, ohne aber ein bestimmtes System zu errichten. Sie verfuhren nach ihren eigenen Worten »elektisch in der Sache und der Form ihrer Realisierung«. Mir scheint diese Einschätzung der eigenen Arbeit ehrlicher und hilfreicher als dogmatisches Festhalten an bestimmten methodischen Prinzipien, und an anderer Stelle berufen sie sich auf den bekannten Psychotherapeuten *Fritz Künkel,* der ihnen bestätigte, »daß in einer Heim- und Gruppengemeinschaft, die eine solche Dichte der von allen Seiten her langfristig ausgeübten Beeinflussung ermöglicht, wie das auf der Sophienhöhe der Fall war, eine psychotherapeutische Arbeit im engeren Sinne nicht notwendig sei, das Heim als Ganzes sei in diesem Falle der Psychotherapeut«.

Eine solche Einstellung wird offensichtlich auch heute noch akzeptiert. Ich entnehme das dem bereits erwähnten Beitrag von *Bleidick* in »Kinderpsychiatrie in Klinik und Praxis«. Er stellt dort in den Vordergrund »individuell arrangierte Fördermaßnahmen für den unverwechselbar einmaligen Schüler mit dem Ziel der Wiederherstellung der gestörten pädagogischen Interaktion unter der spezifischen Variation von Behinderung«.

Über das Ende ihrer heilpädagogischen Arbeit schreiben *I.* und *H. Trüper* 1978: »Es ist zu verstehen, daß ein junger sozialistischer Staat von seiner Weltanschauung aus die Existenz einer privaten Heimschule ablehnen muß. Wir waren uns der Folgerichtigkeit der Übergabe des Heimes an den Staat bewußt und bereit dazu, wenn der Kern der

Arbeit gesichert bliebe«. Diese Erwartung erfüllte sich nicht, die Schule auf der Sophienhöhe wurde 1955 verstaatlicht, das Heim geschlossen, wobei eine Brandkatastrophe im Internat nur den äußeren Anlaß darstellte. Der Mitarbeiterstab löste sich auf, die Familie *Trüper* verließ Jena.

Daß damit im Bereich der DDR die Zeit der traditionellen Heilpädagogik zu Ende war, geht nicht zuletzt aus der Tatsache hervor, daß auch der Begriff »Heilpädagogik« aus dem Sprachgebrauch weitgehend verschwand. Man hatte sachliche Einwände gegen ihn, die es auch früher schon gegeben hatte, und ersetzte ihn durch »Sonderpädagogik«, später »Rehabilitationspädagogik«.

Eine sachkundige, generelle Einschätzung der Rehabilitationspädagogik in der DDR kommt mir nicht zu. Ich habe aber über viele Jahre auf dem Gebiet der behinderten Kinder mit Einrichtungen und Vertretern der Rehabilitationspädagogik zusammengearbeitet und verdanke dieser Zusammenarbeit viel. Zugegeben, daß die Rehabilitationspädagogik als Teilbereich des gesetzlich verbindlichen sozialistischen Bildungssystems zentralistisch organisiert, marxistischer Ideologie verpflichtet und vorwiegend auf das Kollektiv, weniger auf die kindliche Einzelpersönlichkeit orientiert war. Aber auch hier sollten wir – in Anlehnung an einen Satz von Bundespräsident *v. Weizsäcker* – das System nicht mit den Menschen gleichsetzen und sollten nicht vergessen, daß viele Rehabilitationspädagogen über eine gute Ausbildung, umfassende Kenntnisse und Erfahrungen verfügten, und diese im Sinne der ihnen anvertrauten Kinder mit Einfühlungsvermögen und beachtlichem Erfolg verwendeten. Damit konnte die Rehabilitationspädagogik auch durchaus Schritt halten mit der raschen Erweiterung ihres Aufgabenbereiches.

Diese Erweiterung ergab sich zwangsläufig dadurch, daß die Medizin viele neue Erkenntnisse über die Genese von kindlichen Entwicklungs- und Verhaltensstörungen lieferte, daß es neue Möglichkeiten der Pharmakotherapie, der Psycho- und Physiotherapie gab und daß auch die Notwendigkeit der Früherfassung und Frühförderung von Kindern mit Entwicklungsabweichungen als gemeinsame Aufgabe von Medizin, Psychologie und Pädagogik erkannt wurde. Um diesen

Aufgaben gerecht zu werden, hat sich die Rehabilitationspädagogik der DDR sehr stark auf die spezielle Behinderung orientiert und eine strenge Unterteilung ihrer Struktur und ihrer Aufgaben nach Schädigungsarten vorgenommen. Wie weit eine solche Verallgemeinerung, wie sie *Hellbrügge* formuliert, »unser Sonderschulwesen geht von Behinderungen, aber nicht von behinderten Kindern aus«, aus ehemals bundesdeutscher Sicht berechtigt ist, kann ich nicht beurteilen, wage es aber zu bezweifeln. Eine wirklichkeitsfremde Auffassung von der Erziehungsfunktion der sozialistischen Gesellschaft war wohl ein wesentlicher Grund dafür, daß die Entwicklung in dem Bereich, der früher der spezifische Bereich der Heilpädagogik war, unbefriedigend blieb. Ich meine die Gruppe der intellektuell normalen oder nur wenig retardierten Kinder und Jugendlichen mit dem ganzen Komplex der Verhaltens- und Anpassungsstörungen, der Schul- und Erziehungsschwierigkeiten, dem hyperkinetischen Syndrom, der minimalen zerebralen Dysfunktion oder welche Kurzbezeichnung man dafür wählen will.

An der gegenwärtigen Wende mit all ihren Auswirkungen, nicht zuletzt auf die Bereiche Erziehung, Bildung und Förderung, bin ich nicht mehr aktiv beteiligt. Dennoch beschäftigt mich die Frage, auf welche Entwicklung der sonderpädagogischen Betreuung sich die aus der DDR hervorgegangenen Ärzte, Pädagogen und Eltern in Zukunft einzustellen haben. Dazu kann ich mir nur ein paar vorsichtige Bemerkungen erlauben: Wir müssen uns endgültig von der Vorstellung eines einheitlichen, für alle Bürger verbindlichen Sonderschulwesens frei machen. Sonderpädagogische Hilfen und Sonderschuleinrichtungen stellen vielmehr ein Angebot der Bundesländer mit teilweise unterschiedlichen Strukturen dar.

Eltern von sonderschulbedürftigen Kindern werden auch wählen können zwischen staatlichen Einrichtungen, Einrichtungen in freier Trägerschaft, insbesondere konfessioneller Art, und privaten Einrichtungen. Das wird einen Leistungsansporn für die Einrichtungen darstellen.

Die Arten der Sonderschulen entsprechen im Prinzip denjenigen unserer bisherigen Rehabilitationspädagogik. Allerdings ist die Änderung von zwei Bezeichnungen zu beachten: Hilfsschulen, wie sie bei uns noch bezeichnet wurden, sind jetzt Schulen für Lernbehinderte, bisherige Einrichtungen für schulisch nicht bildungsfähige, förderfähige Kinder sind Schulen für praktisch Bildbare. Der Begriff Heilpädagogik wird unterschiedlich verwendet, hauptsächlich bei sonderpädagogischen Hilfen für praktisch Bildbare und Verhaltensgestörte.

Das Prinzip der integrierten Erziehung von verschiedenartig behinderten und nicht behinderten Kindern und Jugendlichen, das in der DDR nur sehr zögernd aufgegriffen wurde, wird sich weiterhin durchsetzen. Allerdings sollte man nicht Integration um jeden Preis propagieren und verabsolutieren, sondern sollte auch die Grenzen der integrierten Erziehung aufzeigen. In einem Heft des Hessischen Kultusministeriums heißt es sehr einleuchtend: »Leitlinie sonderpädagogischer Förderung ist, so viel gemeinsamen Unterricht wie möglich, und so viel besonderen Unterricht wie nötig anzubieten. Besonderer Unterricht in besonderen Schulen bedeutet aber nicht zwangsläufig auch Isolierung oder soziale Abwertung«.

Die Einbeziehung der Erziehungsberechtigten in die Entscheidung über den einzuschlagenden Bildungsweg sowie ihre aktive Mithilfe, etwa im Rahmen der Lebenshilfe oder spezieller Elternorganisationen, werden eine viel größere Rolle spielen als wir es bisher gewohnt waren. Auf dem Gebiet der Frühförderung werden sie mit einer Fülle von Methoden und Systemen, zu einem großen Teil aus nichtmedizinischen Bereichen, konfrontiert werden, deren Wertigkeit und Gültigkeit sie oft nur schwer einschätzen können.

Für die beratende Tätigkeit von Ärzten in sonderpädagogischen Einrichtungen und deren finanzielle Absicherung bestehen andere Voraussetzungen, als wir es als angestellte Ärzte gewohnt waren. Wie sich das auf die medizinisch-pädagogische Zusammenarbeit auswirken wird, bleibt abzuwarten.

Es ist zu hoffen, daß das Land Thüringen, das auf eine gute Tradition auf dem Gebiet der Pädagogik und Heilpädagogik verweisen kann, seiner daraus erwachsenen Verpflichtung gerecht wird.

Literatur beim Verfasser.

Psychiatrie – Neurologie – Neuropsychiatrie des Kindes- und Jugendalters

Struktur: Konzepte

Die Perspektive der Kinder- und Jugendpsychiatrie in ihren Beziehungen zu den Nachbardisziplinen

H. Remschmidt
Universitätsklinik für Kinder- und Jugendpsychiatrie, Marburg

Das Fachgebiet Kinder- und Jugendpsychiatrie und seine Entwicklung

Seit dem Jahre 1968 hat die Kinder- und Jugendpsychiatrie in der Bundesrepublik Deutschland den Status einer eigenen Facharztdisziplin erlangt. In den Richtlinien der Bundesärztekammer wurde ihr Aufgabengebiet wie folgt definiert:
»Die Kinder- und Jugendpsychiatrie umfaßt die Erkennung, nicht-operative Behandlung, Prävention und Rehabilitation bei psychischen, psychosomatischen und neurologischen Erkrankungen oder Störungen sowie bei psychischen und sozialen Verhaltensauffälligkeiten im Kindesalter.«

Aus dieser Definition geht hervor, daß die Kinder- und Jugendpsychiatrie nicht nur bei Erkrankungen zuständig ist, sondern auch psychische und soziale Verhaltensauffälligkeiten zu ihrem Aufgabengebiet zu rechnen hat. Was das Spektrum der Störungen betrifft, so sind im Aufgabengebiet der Kinder- und Jugendpsychiatrie sowohl psychische, psychosomatische und z.T. auch neurologische Erkrankungen und Störungen enthalten.
Die Entwicklung der Kinder- und Jugendpsychiatrie hat historisch gesehen zwei Wurzeln: die Erwachsenenpsychiatrie und -neurologie und die Kinderheilkunde. Wichtige Impulse erhielt sie auch aus der Psychologie, verschiedenen Zweigen der Sozialwissenschaften, der Rechtswissenschaften sowie aus der Praxis der Jugend- und Sozialhilfe.

In Abbildung 1 sind die Beziehungen der Kinder- und Jugendpsychiatrie zu den drei klinischen Disziplinen Neurologie, Psychiatrie und Pädiatrie wiedergegeben. Für jede dieser drei Nachbardisziplinen sind drei Aspekte hervorgehoben, die für das Aufgabengebiet und die Arbeitsweise der Kinder- und Jugendpsychiatrie wichtig sind.

Aus der *Neurologie* kann die Kinder- und Jugendpsychiatrie wichtige Anregungen gewinnen im Hinblick auf die Entwicklung des Zentralnervensystems, das Vulnerabilitätskonzept und differentialdiagnostische Überlegungen. Die Bedeutung der Entwicklungsneurologie liegt

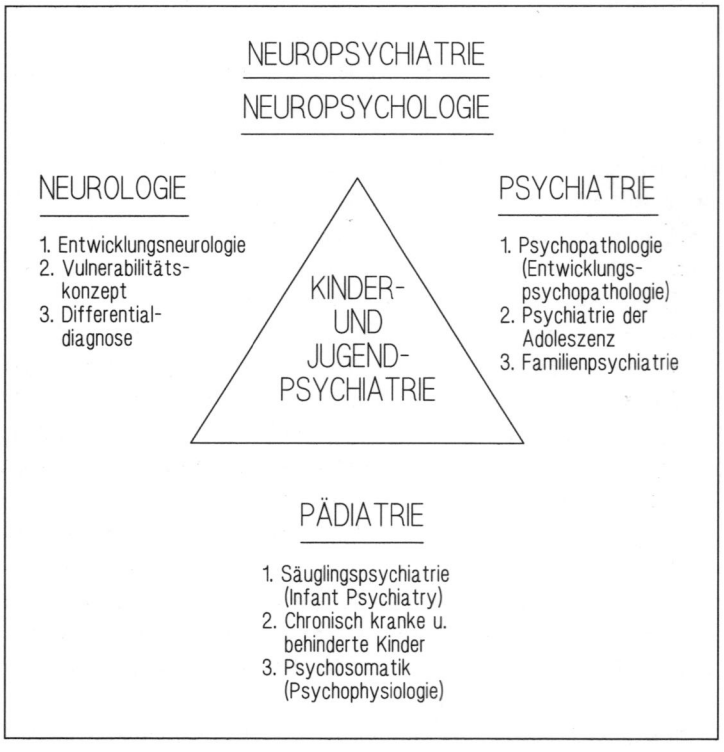

Abbildung 1. Die Kinder- und Jugendpsychiatrie und ihre Nachbardisziplinen.

auf der Hand und braucht gar nicht näher kommentiert zu werden. Mit dem Vulnerabilitätskonzept ist die Tatsache umschrieben, daß zerebrale Vorschädigungen Kinder und Jugendliche besonders empfänglich machen für schädigende Umwelteinflüsse. Gerade an diesem Beispiel läßt sich sehr gut veranschaulichen, wie psychische Störungen und Auffälligkeiten durch zerebrale Vorschädigung gewissermaßen gebahnt werden, ohne daß sie durch diese kausal erklärt werden können. Differentialdiagnostische Erwägungen sind schließlich wichtig im Hinblick auf viele psychogene Erkrankungen mit einer körperlichen Symptomatik. Zu denken ist hierbei z.B. an die Konversionssyndrome, von denen sich bei Katamnese rund 20% als neurologische Erkrankungen entpuppen. Daher ist der Hinweis auf die Differentialdiagnose, die natürlich nur dann kompetent durchgeführt werden kann, wenn neurologische Kenntnisse vorliegen, besonders wichtig.

Mit der *Psychiatrie* hat die Kinder- und Jugendpsychiatrie gemeinsame Aufgaben und Berührungspunkte in der Psychopathologie, die heute in abgewandelter Form als Entwicklungspsychopathologie hohe Aktualität erlangt hat (vgl. *Remschmidt* 1989), ferner mit der Entwicklungsphase der Adoleszenz, die jenseits des Volljährigkeitsalters häufig von Erwachsenenpsychiatern betreut wird, und die Familienpsychiatrie. Unter letzterer verstehen wir die Betrachtung psychiatrischer Erkrankungen von Kindern, aber auch Erwachsenen, im Kontext der Familie. Ein für die Kinder- und Jugendpsychiatrie sehr wichtiges Gebiet sind hierbei die Kinder psychisch kranker Eltern, insbesondere psychotischer Eltern (vgl. *Remschmidt* 1980).

Gemeinsame Aufgabengebiete mit der *Pädiatrie* schließlich sind die Säuglingspsychiatrie (infant psychiatry), die in den letzten Jahren ein erhebliches Interesse gefunden hat, ferner die Probleme chronisch kranker und behinderter Kinder und die Psychosomatik. In allen drei Bereichen sind durch die Zusammenarbeit zwischen Pädiatern und Kinder- und Jugendpsychiatern in den letzten Jahren erhebliche Fortschritte erzielt worden, sowohl, was das Verständnis verschiedener Erkrankungen betrifft, als auch ihre Behandlung.

Von großer Bedeutung für die Kinder- und Jugendpsychiatrie ist auch die Klinische Psychologie und insbesondere die Neuropsychologie, die man als Fortsetzung der Neurologie mit psychologischen Mittel und Methoden bezeichnen könnte. In den letzten Jahren hat sich gezeigt, daß eine Vielzahl von Störungen mit Hilfe neuropsychologischer Untersuchungsmethoden besser verstanden und mit neuropsychologisch fundierten Therapiemethoden besser behandelt werden können (*Remschmidt* und *Schmidt* 1981).

Diese Zuflüsse aus verschiedenen anderen Fachgebieten haben jedoch nicht dazu geführt, daß die Kinder- und Jugendpsychiatrie als Mixtur oder Summierung heterogener Teilbereiche aufgefaßt werden kann, sondern als ein Gebiet, das alle diese Einflüsse auf die spezifischen Bedürfnisse psychisch kranker Kinder und Jugendlicher sowie deren Familien hin integriert und strukturiert hat.

So ist eine eigene Facharztdisziplin mit eigenen diagnostischen und therapeutischen Methoden und einem ebenso eigenständigen Weiterbildungsgang entstanden, die sich seit der Jahrhundertwende zu entwickeln begann, und deren bisherige Entwicklung der deutsch-amerikanische Kinderpsychiater und Erstbeschreiber des frühkindlichen Autismus, *Leo Kanner,* wie folgt beschrieben hat:

»In der ersten Phase unseres Fachgebietes dachte man »über das Kind nach«, in der zweiten arbeitete man »an Kindern«, in der dritten arbeitete man »für Kinder«, in der vierten arbeitete man »mit dem Kind«, und für die heutige Epoche können wir hinzufügen, arbeitet man »mit dem Kind und seiner Familie«.

In dieser historischen Kennzeichnung zeigt sich zugleich ein fortschreitender Emanzipationsprozeß des Kindes, aber auch einer Fachdisziplin, auf die das Kind, sofern es seelisch krank oder gestört ist, ein Anrecht hat.
Die Entwicklungen in der Kinder- und Jugendpsychiatrie in den letzten 15 Jahren können durch folgende Tendenzen gekennzeichnet werden (*Remschmidt* 1983):

1) Es besteht Übereinstimmung darüber, daß psychische Störungen und Erkrankungen bei Kindern und Jugendlichen multifaktoriell bedingt sind. Dies führt auch zu einem mehrdimensionalen Vorgehen in Therapie und Rehabilitation.
2) Die therapeutischen Aktivitäten wurden mehr und mehr vom einzelnen Individuum zur Familie und zum sozialen Umfeld hin verlagert.
3) Sozialpsychiatrische Aspekte werden immer stärker in Therapie-, Präventions- und Rehabilitationsmaßnahmen integriert.
4) Die Planung von kinder- und jugendpsychiatrischen Einrichtungen erfolgt stärker unter dem Aspekt der Differenzierung sowie der regionalen und überregionalen Koordination, und
5) Es ergibt sich immer stärker die Notwendigkeit zur Effektivitäts- und Effizienzprüfung von Therapiemaßnahmen, aber auch von Einrichtungen.

Ein Großteil dieser Tendenzen wird von den künftigen Fachärzten aufgegriffen, wissenschaftlich untersucht und in die Praxis umgesetzt werden müssen. Dazu bedarf es einer gründlichen und umfassenden Weiterbildung.

Ausbildung und Weiterbildung in der Kinder- und Jugendpsychiatrie

Die Vermittlung kinder- und jugendpsychiatrischen Wissens erfolgt nicht erst im Rahmen der Facharztweiterbildung, sondern bereits im Studium. Jedenfalls muß dies wichtige Aufgabe eines jeden Universitätslehrers in unserem Fachgebiet sein. Beschrieben sind die zu erwerbenden und zu vermittelnden Kenntnisse im Gegenstandskatalog für den II. Abschnitt der ärztlichen Prüfung. Sie gehören in den Rahmen des nicht-operativen Stoffgebietes und erstrecken sich u.a. auf folgende Bereiche: psychosomatische Erkrankungen, normale körperliche und geistige Entwicklung des Kindes und ihre Variationen, Verhaltensauffälligkeiten bei Kindern und Jugendlichen, allgemeine und spezielle Psychopathologie, Persönlichkeitsstörungen, Süchte, Psychosen, Neurosen, sexuelle und sonstige Verhaltensstörungen, psychiatrische und psychosomatische Untersuchungsmethoden, Grundzüge individueller und gruppenorientierter Psychotherapie, Psychohygiene.

Die für die Vermittlung dieses Stoffkontingentes erforderliche Unterrichtszeit macht etwa 20–25% für den psychiatrischen und rund 15% für den pädiatrischen Unterricht aus.

Die für den Facharzt (Gebietsarzt) erforderlichen Kenntnisse und Fertigkeiten sind in der Weiterbildungsordnung der Bundesärztekammer (laut Beschluß des Vorstandes dieses Gremiums vom 15.4.1988) wie folgt definiert:

(1) Vermittlung, Erwerb und Nachweis eingehender Kenntnisse und Erfahrungen.
Diese beziehen sich u.a. auf: allgemeine und spezielle Psychopathologie, Methodik der biographischen Anamnese, Abklärung der Entstehungsbedingungen psychischer Erkrankungen und Aufstellung eines Behandlungsplanes, spezifische neurologische Untersuchungsmethoden, Krankheitslehre und Differentialdiagnostik, Indikationsstellung und Technik der Psychotherapie.
Im Hinblick auf die Psychotherapie ist das Curriculum so aufgebaut, daß die Voraussetzungen für den Erwerb des Zusatztitels Psychotherapie innerhalb der Facharztweiterbildung erworben werden können.

(2) Vermittlung und Erwerb von Kenntnissen.
Kenntnisse müssen erworben werden u.a. in der Entwicklung, Anatomie, Physiologie und Pathologie des Nervensystems, in der Endokrinologie und Reifungsbiologie, der Humangenetik, der Entwicklungspsychologie, Psychosomatik und Neurosenlehre, in Jugendrecht und Jugendhilfe, in der Methodik der wichtigsten Testverfahren, der Technik spezifischer Punktionsmethoden und Beurteilung labordiagnostischer Befunde, der Indikationsstellung, Methodik und Technik neuroradiologischer und elektrophysiologischer Verfahren und in den Grundlagen der phasenspezifischen Psychohygiene der Prävention und der Rehabilitation.

Ein besonderes Augenmerk muß der Weiterbildung des künftigen Arztes für Kinder- und Jugendpsychiatrie in der Psychotherapie gelten. Denn der Kinder- und Jugendpsychiater sollte zugleich auch Psychotherapeut für Kinder, Jugendliche und Familien sein. In den letzten Jahren ist es gelungen, die Weiterbildungsinhalte für die Psychotherapie in das Facharzt-Curriculum zu integrieren. Jedoch gibt es noch erhebliche Schwierigkeiten, diese Weiterbildungsinhalte in Form von Kursen zu realisieren. Es stehen aber einige regionale Modelle zur Verfügung, die sich bereits sehr bewährt haben. So haben wir in Marburg bereits im Jahre 1981 ein »Weiterbildungsseminar für Kinder-, Jugendlichen- und Familientherapie« gegründet, dessen Weiterbildungsgang nach den Richtlinien der Bundesärztekammer und der Landesärztekammer Hessen ausgerichtet ist und in dem bereits über 50 Kolleginnen und Kollegen zum Psychotherapeuten (Zusatztitel Psychotherapie) weitergebildet wurden.

Zur kinder- und jugendpsychiatrischen Versorgung

Im Rahmen der kinder- und jugendpsychiatrischen Versorgung, die sich auch in der Zusammenarbeit mit nicht-ärztlichen Institutionen entwickelt hat (insbesondere mit Einrichtungen der Jugendhilfe), müssen die Bedürfnisse der Patienten und ihrer Familien und die zur Versorgung erforderlichen Institutionen bedacht werden.

Das Diagnosenspektrum in der Kinder- und Jugendpsychiatrie

Die Kinder- und Jugendpsychiatrie beschäftigt sich mit einem breiten Spektrum psychischer Störungen und Erkrankungen von der Geburt bis zum Erwachsenenalter. In den vorhandenen Institutionen werden Säuglinge und Kinder in den ersten drei Lebensjahren seltener behandelt, das Altersspektrum erstreckt sich aber meist vom dritten Lebensjahr bis in die Adoleszenz.
Was das diagnostische Vorgehen betrifft, so hat sich in den letzten

Tabelle 1. Diagnosen auf der ersten Achse (Nennungen) und Alter für n =3204 ambulante und stationäre Patienten.

	Altersklassen							
	0 bis 2 Jahre	3 bis 5 Jahre	6 bis 8 Jahre	9 bis 12 Jahre	12 bis 15 Jahre	15 bis 17 Jahre	älter als 17 Jahre	
Achse 1								
Keine Störung	241	175	241	200	169	171	47	1244
	19,4%	14,1%	19,4%	16,1%	13,6%	13,7%	3,8%	38,8%
	87,3%	52,2%	41,8%	38,0%	29,1%	26,2%	18,2%	
Psychosen	2	11	13	7	14	72	61	180
	1,1%	6,1%	7,2%	3,9%	7,8%	40,0%	33,9%	5,6%
	0,7%	3,3%	2,3%	1,3%	2,4%	11,0%	23,6%	
Neurosen	0	5	21	22	45	73	48	214
	0,0%	2,3%	9,8%	10,3%	21,0%	34,1%	22,4%	6,7%
	0,0%	1,5%	3,6%	4,2%	7,7%	11,2%	18,6%	
Spezielle Syndrome	16	67	110	110	114	88	30	535
	3,0%	12,5%	20,6%	20,6%	21,3%	16,4%	5,6%	16,7%
	5,8%	20,0%	19,1%	20,9%	19,6%	13,5%	11,6%	
Anpassungs- und Belastungsreaktionen	1	17	20	22	37	53	7	157
	0,6%	10,8%	12,7%	14,0%	23,6%	33,8%	4,5%	4,9%
	0,4%	5,1%	3,5%	4,2%	6,4%	8,1%	2,7%	

Störungen nach Hirnschädigung	0 0,0% 0,0%	5 6,5% 1,5%	7 9,1% 1,2%	19 24,7% 3,6%	13 16,9% 2,2%	19 24,7% 2,9%	14 18,2% 5,4%	77 2,4%
Störungen des Sozialverhaltens	1 0,3% 0,4%	11 2,8% 3,3%	42 10,7% 7,3%	57 14,5% 10,8%	114 28,9% 19,6%	140 35,5% 21,5%	29 7,4% 11,2%	394 12,3%
Spezifische emotionale Störungen	9 1,7% 3,3%	45 8,6% 13,4%	130 24,8% 22,6%	117 22,3% 22,2%	112 21,4% 19,3%	90 17,2% 13,8%	21 4,0% 8,1%	524 16,4%
Hyperkinetisches Syndrom	7 6,3% 2,5%	24 21,6% 7,2%	46 41,4% 8,0%	19 17,1% 3,6%	12 10,8% 2,1%	0 0,0% 0,0%	3 2,7% 1,2%	111 3,5%
Sonstige	2 1,2% 0,7%	5 3,1% 1,5%	12 7,4% 2,1%	16 9,8% 3,0%	36 22,1% 6,2%	59 36,2% 9,0%	33 20,2% 12,8%	163 5,1%
Anzahl Patienten Anteil an allen Patienten Anzahl Nennungen	276 8,6% 279	335 10,5% 365	576 18,0% 642	526 16,4% 589	581 18,1% 666	652 20,3% 765	258 8,1% 293	3204 100,0% 3599

Zu den Angaben in den Zeilen: In der ersten Zeile jeder Zelle steht die Anzahl der Nennungen (in der Kategorie »keine Störungen« ist die Angabe mit der Anzahl der Patienten identisch), in der zweiten Zeile der relative Anteil an der Zeilensumme (%) und in der dritten Zeile der relative Anteil an der Spaltensumme (%). Die Prozentzahlen beziehen sich auf die jeweiligen Personen, für die das Zeilen- bzw. Spaltenkriterium zutrifft. Wegen der Möglichkeit von Mehrfachantworten ergänzen sich die Summen der Prozentzahlen, die auf die Spaltensummen (n Patienten) bezogen sind, nicht zu 100%.

Jahren die multiaxiale Diagnostik durchgesetzt. Verwendet werden in der Regel das multiaxiale Klassifikationssystem auf der Basis von ICD-9 (*Remschmidt* und *Schmidt* 1986) oder das DSM-III-R der American Psychiatric Association (APA 1987).

Das multiaxiale Klassifikationssystem (MAS) erlaubt, die Störung der Patienten auf fünf Achsen zu klassifizieren; die erste Achse umfaßt das klinisch-psychiatrische Syndrom, die zweite Achse umschriebene Entwicklungsrückstände, die dritte Achse das Intelligenzniveau, die vierte Achse somatische Faktoren und Erkrankungen und die fünfte Achse abnorme psychosoziale Umstände.

In Tabelle I sind die klinisch-psychiatrischen Syndrome (1. Achse des MAS) in einer nahezu vollständigen kinder- und jugendpsychiatrischen Inanspruchnahmepopulation in drei hessischen Landkreisen dargestellt.

Die Tabelle zeigt zugleich auch die Altersstruktur der Patienten. Der Anteil der über 17jährigen ist mit 8,1% gering. Es handelt sich überwiegend um Fälle, die während einer laufenden Behandlung das 18. Lebensjahr überschritten hatten oder bereits zu einem früheren Zeitpunkt in der jeweiligen Institution in Behandlung waren. Betrachtet man die äußerste rechte Spalte der ersten Ziele, so ergibt sich zunächst, daß 38,8% der Patienten an keinem klinisch-psychiatrischen Syndrom litten. Es handelt sich hauptsächlich um Kinder und Jugendliche mit Entwicklungsstörungen, körperlichen Erkrankungen oder Intelligenzminderungen, die auf anderen Achsen klassifiziert werden. An Psychosen waren 5,6% (n=180) aller Patienten erkrankt, 6,7% (n=214) an Neurosen, 3,5% an einem Hyperkinetischen Syndrom usw. Die geringe Zahl der Neurosen erklärt sich daraus, daß im multiaxialen Klassifikationsschema Neurosen nur dann diagnostiziert werden, wenn sie dem Typus der klassischen Neurosen des Erwachsenenalters entsprechen (also z.B. Zwangsneurose, Phobie, Angstneurose), während alle anderen »neurotischen Störungen« unter der Bezeichnung »Spezifische emotionale Störung« auftauchen. Aus der Tabelle geht zugleich auch die typische Altersverteilung der einzelnen Störungen hervor. So nehmen die Psychosen naturgemäß mit zunehmendem Lebensalter der Patienten zu, während das Hyperkinetische Syndrom

in den höheren Altersklassen immer seltener wird. Die Psychosen weisen zwei Altersgipfel auf. Der erste wird fast ausschließlich durch den frühkindlichen Autismus dargestellt, der zweite Anstieg in der Pubertät betrifft die »klassischen«, auch im Erwachsenenalter bekannten Psychoseformen.
Auf die Diagnosen der Patientenstichprobe auf den anderen Achsen wird verzichtet.

Das *Spektrum kinder- und jugendpsychiatrischer Erkrankungen* hat sich in den letzten 20 Jahren erheblich verändert. Eine vergleichende Untersuchung des stationären Krankengutes aus den Jahren 1971 und 1981 an der Marburger Universitätsklinik hat folgende Veränderungen ergeben (*Hesse* 1987):

- Das Alter der Patienten bei der stationären Aufnahme war im Jahre 1981 im Schnitt wesentlich höher als zehn Jahre zuvor. Es ergab sich ein deutlicher Schwerpunkt im Bereich der Adoleszenz.
- Patienten mit höheren Intelligenzgraden waren im Jahre 1981 im Vergleich zum Jahr 1971 überrepräsentiert. Dies hängt damit zusammen, daß Intelligenzminderungen in den ersten Lebensjahren heute meist in Kinderkliniken (Stoffwechselstörungen!) abgeklärt werden und auch hinsichtlich der mittel- bis langfristigen Versorgung andere Institutionen aufsuchen.
- Die Behandlungsdauer war 1981 für Patienten aus dem Nahraum deutlich kürzer als im Jahre 1971, für Patienten aus weiter entfernten Gebieten jedoch deutlich länger als im Jahre 1971.
- Die neurologischen Erkrankungen haben im Zehn-Jahres-Zeitraum von 1971 bis 1981 deutlich abgenommen, und
- der Schweregrad der Erkrankungen hat deutlich zugenommen.

Letzteres wird auch deutlich, wenn man die Wandlungen des Diagnosenspektrums im Sieben-Jahres-Zeitraum von 1981 bis 1987 an unserer Klinik betrachtet. Diese Entwicklung geht aus Abbildung 2 hervor. Wie die Abbildung zeigt, hat die Zahl der psychiatrischen Patienten deutlich zugenommen, die Zahl der Patienten mit somatischen Erkran-

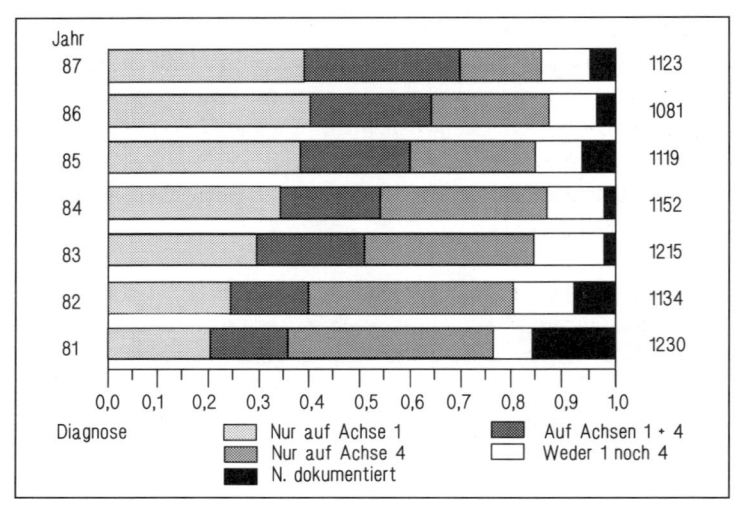

Abbildung 2. Verschiebung des Schwerpunktes von neurologischen zu psychiatrischen Patienten in der Poliklinik: Anteil der Fälle mit rein psychiatrischer (nur Achse 1), gemischter (Achse 1 und 4) und rein körperlicher Diagnose (nur Achse 4). Der Anteil der Fälle, die keine Diagnose auf diesen Achsen haben (meist Entwicklungsstörungen, Achse 2 des MAS), bleibt nahezu konstant.

kungen (gemeint ist hauptsächlich die Neurologie) deutlich abgenommen, aber die Zahl der »kombinierten Erkrankungen«, d.h. jene, in denen neurologische und psychiatrische Auffälligkeiten gemeinsam vorkommen, erheblich zugenommen. Darin manifestiert sich in der Regel auch ein höherer Schweregrad. Man kann sagen, daß das Krankengut immer stärker »psychiatrisch« und »neuropsychiatrisch« geworden ist, während die rein neurologischen Erkrankungen im Zehn-Jahres-Zeitraum deutlich abgenommen haben.

Aus dieser Entwicklung müssen zwei Konsequenzen gezogen werden:

1. Es ist notwendig, im Weiterbildungsgang des Kinder- und Jugendpsychiaters *neurologische* Inhalte stark zu verankern bzw. veran-

kert zu lassen. Denn nur mit Hilfe differenzierter neurologischer und neuropsychologischer Kenntnisse ist den Patienten mit neuropsychiatrischen Störungen wirklich gerecht zu werden.
2. Ebenso muß aber auf eine gediegene Ausbildung in der *Psychotherapie* geachtet werden. Denn die Zunahme der rein psychiatrischen Fälle impliziert die Notwendigkeit eines differenzierten psychotherapeutischen Vorgehens.

Tabelle II. Versorgungseinrichtungen für psychisch kranke und behinderte Kinder und Jugendliche.

I. Ambulanter Bereich
1. Niedergelassene Ärzte für Kinder- und Jugendpsychiatrie
2. Niedergelassene Kinder- und Jugendlichenpsychotherapeuten
3. Institutsambulanzen und Polikliniken
4. Kinder- und jugendpsychiatrische Dienste
   4.1 Kinder- und jugendpsychiatrische Dienste
   4.2 Mobiler kinder- und jugendpsychiatrischer Dienst mit Behandlungsaufgaben
5. Erziehungs- und Familienberatungsstellen
6. Frühförderstellen, sozialpädiatrische Zentren

II. Teilstationärer Bereich
1. Tageskliniken für psychisch kranke und behinderte Kinder und Jugendliche
2. Nachtklinische Behandlungsmöglichkeiten

III. Stationärer Bereich
1. Kinder- und jugendpsychiatrische Universitätskliniken
2. Kinder- und jugendpsychiatrische Landeskliniken oder Abteilungen an psychiatrischen Landeskrankenhäusern
3. Kinder- und jugendpsychiatrische Abteilungen an Allgemeinkrankenhäusern oder Kinderkliniken

IV. Komplementär-rehabilitativer Bereich
1. Rehabilitationseinrichtungen für spezielle Patientengruppen (z.B. für Kinder mit schweren Schädel-Hirn-Traumen oder schwer einstellbaren Epilepsien)
2. Übergangsheime
3. Wohngruppen
4. Wohnheime verschiedener Ausrichtung

Institutionen zur Versorgung psychisch kranker und behinderter Kinder und Jugendlicher

Die komplexen Bedürfnisse in der Versorgung psychisch kranker und behinderter Kinder und Jugendlicher können und müssen in einer Vielzahl z.T. recht unterschiedlicher Institutionen durchgeführt werden. In Tabelle II ist eine Übersicht über die wichtigsten Institutionen wiedergegeben (BMJFFG 1988).

In den letzten Jahren hat sich das Augenmerk der Versorgung weniger auf den stationären Bereich, sondern auf den ambulanten und komplementären Bereich gerichtet. Dies ist auch sinnvoll, denn stationäre Aufnahmen sollen nur in dringenden Fällen erfolgen.

Was die Versorgungslage und die Weiterentwicklung der Versorgung betrifft, so hat die Expertenkommission zum Modellprogramm Psychiatrie der Bundesregierung ausführliche Vorschläge gemacht, die noch der Realisierung harren (BMJFFG 1988). Auch in diesem Bericht wurde ein besonderes Augenmerk auf den *ambulanten* und *teilstationären* Bereich gerichtet. Nach dem Vorschlag der Expertenkommission soll insbesondere die Niederlassung von Ärzten für Kinder- und Jugendpsychiatrie eine hohe Priorität einnehmen.

In Abbildung 3 sind Aufgaben und Struktur einer kinder- und jugendpsychiatrischen Universitätsklinik wiedergegeben. Die Universitätskliniken sollten nach Meinung des Verfassers auch in die Pflichtversorgung einbezogen werden und den in Abbildung 3 wiedergegebenen Aufgaben gerecht werden können (vgl. *Remschmidt* 1983).

Die Abbildung veranschaulicht sechs Bereiche kinder- und jugendpsychiatrischer Tätigkeit, die auf eine größere Universitätsklinik zugeschnitten sind. Es geht dabei um eine differenzierte Diagnostik, ein umfassendes therapeutisches Programm, Forschungsschwerpunkte, ein differenziertes Angebot in der Lehre, der Aus- und Weiterbildung, um Fragen der Kooperation und um Fragen der Aufklärung und Beratung .

An der Klinik und Poliklinik für Kinder- und Jugendpsychiatrie der Philipps-Universität haben wir versucht, ein derartiges Modell schritt-

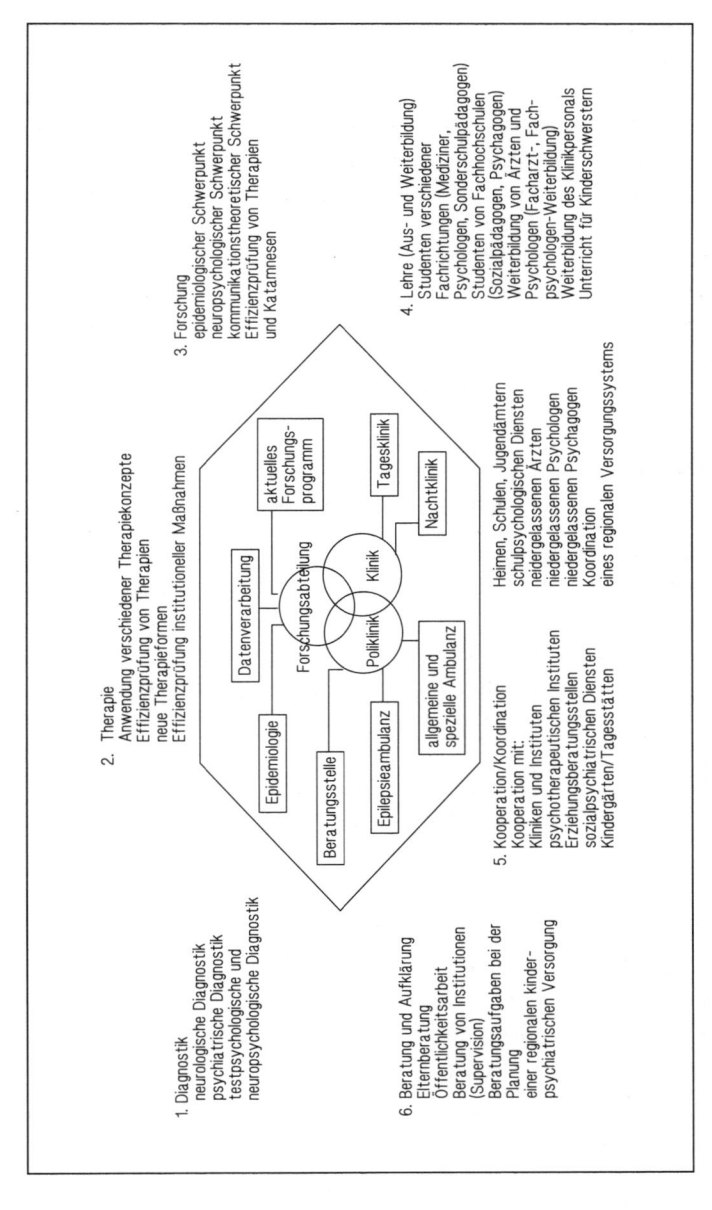

1. Diagnostik
neurologische Diagnostik
psychiatrische Diagnostik
testpsychologische und
neuropsychologische Diagnostik

2. Therapie
Anwendung verschiedener Therapiekonzepte
Effizienzprüfung von Therapien
neue Therapieformen
Effizienzprüfung institutioneller Maßnahmen

3. Forschung
epidemiologischer Schwerpunkt
neuropsychologischer Schwerpunkt
kommunikationstheoretischer Schwerpunkt
Effizienzprüfung von Therapien
und Katamnesen

4. Lehre (Aus- und Weiterbildung)
Studenten verschiedener
Fachrichtungen (Mediziner,
Psychologen, Sonderschulpädagogen)
Studenten von Fachhochschulen
(Sozialpädagogen, Psychologen)
Weiterbildung von Ärzten und
Psychologen (Facharzt-, Fach-
psychologen-Weiterbildung)
Unterricht für Kinderschwestern

5. Kooperation/Koordination
Kooperation mit:
Kliniken und Instituten
psychotherapeutischen Instituten
Erziehungsberatungsstellen
sozialpsychiatrischen Diensten
Kindergärten/Tagesstätten

Heimen, Schulen, Jugendämtern
schulpsychologischen Diensten
niedergelassenen Ärzten
niedergelassenen Psychologen
Koordination
eines regionalen Versorgungssystems

6. Beratung und Aufklärung
Elternberatung
Öffentlichkeitsarbeit
Beratung von Institutionen
(Supervision)
Beratungsaufgaben bei der
Planung
einer regionalen kinder-
psychiatrischen Versorgung

Zentrale Bereiche: Beratungsstelle, Epidemiologie, Datenverarbeitung, Forschungsabteilung, aktuelles Forschungsprogramm, Epilepsieambulanz, allgemeine und spezielle Ambulanz, Poliklinik, Klinik, Nachtklinik, Tagesklinik.

Abbildung 3. Aufgaben und Struktur einer kinder- und jugendpsychiatrischen Universitätsklinik.

weise zu realisieren. Es umfaßt über die in Abbildung 3 gezeigten Einrichtungen hinaus noch einen mobilen kinder- und jugendpsychiatrischen Dienst, der einen Landkreis mit einer Einwohnerzahl von rund 250000 Einwohnern versorgt. Dieser mobile Dienst, der interdisziplinär arbeitet, hat sich außerordentlich bewährt. Er kann in schlecht versorgten ländlichen Gebieten die notwendigen kinder- und jugendpsychiatrischen Aufgaben wahrnehmen. Über den Dienst haben wir an anderer Stelle ausführlich berichtet (*Remschmidt* et al. 1986; *Remschmidt* et al. 1990).

Zukunftsperspektiven

Die Zukunft der Kinder- und Jugendpsychiatrie in der Bundesrepublik Deutschland wird im wesentlichen davon abhängen, ob es gelingt, die folgenden drei Entwicklungstendenzen zu realisieren:

1. *Ausbau* der kinder- und jugendpsychiatrischen *Versorgung* in enger Verbindung mit den ärztlichen und nicht-ärztlichen Nachbardisziplinen.

Zu den ersteren gehören die Pädiatrie, die Neuropädiatrie bzw. Neurologie und die Psychiatrie. Zu den letzteren gehören verschiedene pädagogische Disziplinen, die Psychologie und die Jurisprudenz.

2. Bessere *Integration* der Kinder- und Jugendpsychiatrie in *Aus-, Fort- und Weiterbildung*.

In diesen Bereich gehört sowohl der Unterricht für Studenten verschiedener Fachrichtungen und eine differenzierte Facharztweiterbildung, aber ebenso die Ausbildung und Weiterbildung anderer Berufsgruppen (Schwestern und Pfleger, Sozialpädagogen, Krankengymnasten, Logopäden, Motologen etc.). Es ist immer wieder festzustellen, daß Angehörige verschiedener anderer Berufsgruppen zu wenig Kenntnisse vom Aufgabengebiet und den Möglichkeiten der Kinder- und Jugendpsychiatrie haben.

3. Intensivere *Förderung* der kinder- und jugendpsychiatrischen *Forschung*.

Entscheidende Fortschritte in der kinder- und jugendpsychiatrischen Versorgung werden nur möglich sein, wenn aufgrund intensiver Forschungstätigkeit neue Erkenntnisse über die Ätiologie, Diagnostik und Therapie psychischer Störungen und Erkrankungen im Kindes- und Jugendalter zutagegefördert werden können. Hierzu hat die Deutsche Gesellschaft für Kinder- und Jugendpsychiatrie in ihrer Denkschrift (1990) eine Reihe von Vorschlägen gemacht, die es zur realisieren gilt:

1) Einrichtung von Lehrstühlen und kinder- und jugendpsychiatrischen Abteilungen an allen Universitäten der Bundesrepublik Deutschland.
2) Einrichtung von Forschungsstipendien (Inlands- und Auslandsstipendien) für junge Wissenschaftler.
3) Förderung der Forschungsausbildung durch Vergabe von Mitteln an kinder- und jugendpsychiatrische Forschungszentren, die eine qualifizierte Weiterbildung in der Forschung gewährleisten können.
4) Förderung der kinder- und jugendpsychiatrischen Forschung durch Bereitstellung entsprechender Mittel und Ausscheibung von klinischen, epidemiologischen, neuropsychologischen Projekten und Verlaufsstudien durch die zuständigen Bundesministerien und
5) Einrichtung eines überregionalen Zentrums für kinder- und jugendpsychiatrische Forschung und Forschungsweiterbildung.

Darüber hinaus wurden mit Unterstützung des Bundesministeriums für Forschung und Technologie Forschungsperspektiven erarbeitet, die, wenn sie realisiert werden, wichtige Erkenntnisse auch im therapeutischen Versorgungsbereich versprechen (*Schmidt* und *Remschmidt* 1989).

Literatur

1 American Psychiatric Association (1987) Diagnostic and Statistical Manual of Mental Disorders (DSM-III-R). APA, Washington
2 Bundesministerium für Jugend, Familie, Frauen und Gesundheit (1988) Empfehlungen der Expertenkommission der Bundesregierung zur Reform im psychiatrischen und psychotherapeutisch/psychosomatischen Bereich, Bonn
3 Deutsche Gesellschaft für Kinder- und Jugendpsychiatrie (1990) Zur Lage der Kinder- und Jugendpsychiatrie in der Bundesrepublik Deutschland, Marburg
4 Hesse R (1987) Vergleichende empirische Untersuchungen der stationären Patienten der Jahre 1971 und 1981 einer kinder- und jugendpsychiatrischen Universitätsklinik. Med. Dissertation, Marburg
5 Remschmidt H (1980) Kinder von Eltern mit endogen-phasischen Psychosen. In: Remschmidt H (ed) Psychopathologie der Familie und kinderpsychiatrische Erkrankungen. Huber, Bern Stuttgart Wien
6 Remschmidt H (1983) Entwicklungstendenzen in der Kinder- und Jugendpsychiatrie. M Kinderheilkd 131:559–565
7 Remschmidt H (1984) Kinder- und Jugendpsychiatrie: Situation und Entwicklungstendenzen. Dt Ärztebl 81:1–5
8 Remschmidt H (1988) Siebenjahresbericht 1981–1987 der Klinik und Poliklinik für Kinder- und Jugendpsychiatrie. Marburg
9 Remschmidt H (1989) Developmental psychopathology as a theoretical framework for child and adolescent psychiatry. In: Schmidt MH, Remschmidt H (eds) Needs and Prospects of Child and Adolescent Psychiatry. Hogrefe & Huber Publishers, Toronto Lewiston N.Y. Bern
10 Remschmidt H, Schmidt M (1981) Neuropsychologie des Kindesalters. Enke, Stuttgart
11 Remschmidt H, Schmidt MH (1986) Multiaxiales Klassifikationsschema für psychiatrische Erkrankungen im Kindes- und Jugendalter nach Rutter, Shaffer und Sturge. Huber, Bern Stuttgart Wien
12 Remschmidt H, Walter R, Kampert K (1986) Der mobile kinder- und jugendpsychiatrische Dienst: Ein wirksames Versorgungsmodell für ländliche Regionen. Z Kinder- und Jugendpsychiat 14:63–80
13 Remschmidt H, Walter R, Warnke A (1990) Konzeption und Versorgungsleistung eines mobilen kinder- und jugendpsychiatrischen Dienstes auf dem Land. Psychiatr 17:99–106
14 Remschmidt H, Walter R, Kampert K, Hennighausen K (1990) Evaluation der Versorgung psychisch auffälliger und kranker Kinder und Jugendlicher in drei Landkreisen. Erhebungen an einer nahezu vollständigen Inanspruchnahmepopulation. Nervenarzt 61:34–45
15 Schmidt MH, Remschmidt H (1989) Forschung in der Kinder- und Jugendpsychiatrie: Perspektiven, Strategien, Schwerpunkte. Mannheim-Marburg

Kinderneurologie – Kinder- und Jugendpsychiatrie – Kinderneuropsychiatrie

U. Stephani und F. Hanefeld
Kinderklinik Universität Göttingen

Mit dem Thema: Kinderneurologie – Kinder- und Jugendpsychiatrie – Kinderneuropsychiatrie wird das Spannungsfeld zwischen somatisch-neurologischer, psychosomatischer und psychiatrischer Medizin im Kindesalter benannt. Wir sind Neuropädiater und vertreten damit die Position am somatischen Pol dieses Spannungsfeldes. Diese Position hat sich seit etwa 20 Jahren in der bisherigen Bundesrepublik, der deutschsprachigen Schweiz und in Österreich etabliert.

1975 haben sich die deutschsprachigen neuropädiatrisch arbeitenden Ärzte zu der Gesellschaft für Neuropädiatrie zusammengeschlossen. Die 16. Jahrestagung der Gesellschaft für Neuropädiatrie fand im November 1990 in Basel statt. Zwischen der Gesellschaft für Neuropädiatrie und der European Federation of Child Neurology Societies (EFCNS) bestehen enge Kontakte.

Der Arbeitsbereich der Neuropädiatrie umfaßt Erkrankungen des zentalen und peripheren Nervensystems einschließlich der Muskulatur im Kindesalter, unabhängig von ihren Ursachen und dem Zeitpunkt ihrer Entstehung.

Die Neuropädiatrie hat die folgenden medizinischen Hauptgebiete zu betreuen:

Das große Gebiet der Entw.-Neurologie ist mit Inzidenzzahlen im engeren Sinn nicht zu beschreiben: Jedes Jahr sind von den ca. 650000 Neugeborenen der bisherigen Bundesrepublik und von Berlin/West ca. 80000 anpassungsgestört, 1200 sind schwerkrank. Nicht jedes anpassungsgestörte Kind ist auch in seiner Entwicklung gestört. Die Zahl der in ihrer Entwicklung spezifisch zu beobachtenden Neugeborenen beläuft sich auf etwa 15000 (Schätzwert).

Störungen der Motorik, der Sinnesfunktionen und anderer assoziierter Erkrankungen wie zerebrale Bewegungsstörungen und Mehrfach-Behinderungen sind mit ca. 20000 pro Jahr zu veranschlagen. Traumatische und toxische Schäden des ZNS treten ca. 10000mal im Jahr neu auf. Eine gleichhohe Inzidenz besteht für Krankheiten, epileptische Anfälle und epileptische Syndrome. Mentale Retardierungen ohne die o.g. Ursachen sind bei weiteren 2500 pro Jahr zu diagnostizieren. Angeborene Fehlbildungen wie Dysrhaphien und Hydrozephali sind mit einer Inzidenz von ca. 1400 pro Jahr zu nennen. Entzündliche Erkrankungen des Nervensystems und ihre Folgen haben eine Inzidenz von ca. 1000 pro Jahr. Neuromuskuläre Erkrankungen, neurometabolische und neurodegenerative Erkrankungen und Tumoren des ZNS haben jeweils eine Inzidenz von ca. 250 – 300 pro Jahr.

Von der Gesellschaft für Neuropädiatrie sind Empfehlungen bezüglich der formalen und der inhaltlichen Seite der Weiterbildung zum Neuropädiater erarbeitet worden. Hiernach ist die Neuropädiatrie ein Teilgebiet der Pädiatrie, also der Kinderheilkunde, der Neuropädiater ist Arzt für Kinderheilkunde (Kinderarzt). Dies ist seine Gebiets- oder, wie man früher sagte, Facharzt-Bezeichnung. Nach dem Erwerb der Gebietsbezeichnung »Arzt für Kinderheilkunde« soll der zukünftige Neuropädiater zwei Jahre an einer neuropädiatrischen Abteilung oder Klinik arbeiten und die im folgenden skizzierten Fähigkeiten erwerben. Strebt ein Arzt für Neurologie oder für Kinder- und Jugendpsychiatrie eine Spezialisierung in Neuropädiatrie an, so ist neben der zweijährigen Weiterbildung in Neuropädiatrie eine ausreichende Weiterbildung in allgemeiner Pädiatrie Voraussetzung.

Nun zum Lernzielkatalog: Der Neuropädiater sollte eine neurologische Untersuchung von Kindern aller Altersstufen, insbesondere auch von Früh- und Neugeborenen und Säuglingen durchführen können. Die Diagnose und Differentialdiagnose neurologischer Krankheitsbilder sollte er stellen können, z.B. bei einem komatösen, einem geistig behinderten, einem spastisch oder schlaffgelähmten Kind, bei einem mehrfachbehinderten Pat., einem Kind mit Hydrozephalie, Mikrozephalie oder Spaltmißbildungen des Achsenskelettes. Der Neuropädiater soll spezielle diagnostische Untersuchungsmethoden gezielt anwenden und kritisch bewerten können, d.h., ihre Indikationen und Kontraindikationen, ihre Grenzen und Risiken abwägen können. Er sollte eine Therapie unter besonderer Berücksichtigung ihrer Nebenwirkungen planen und überwachen. Er soll eine sozialmedizinische Problematik erkennen und berücksichtigen. Der Neuropädiater soll Pat. und ihre Eltern, besonders die der chronisch kranken und dauernd behinderten Kinder, beraten und führen. Zusätzlich soll der in der Neuropädiatrie tätige Arzt eine abgeschlossene Weiterbildung in der Ableitung und Befundung von EEG- und möglichst in weiteren apparativen neurodiagnostischen Verfahren erwerben, z.B. Elektromyoneurographie, Neuroradiologie, Computertomographie, Kernspintomographie.

Am Ende der Ausbildung soll dann der Arzt für Kinderheilkunde, Zusatzbezeichnung: Neuropädiatrie stehen. Zur Zeit wird in der Bundesärztekammer über die Zusatzbezeichnung Neuropädiatrie entschieden. Dieses Konzept hat sich bewährt, eine eigene Gebietsbezeichnung »Neuropädiatrie« ist nicht geplant. Der Ausbildungsgang, die Ausbildungsinhalte wie auch die Gebietsbezeichnung des Neuropädiaters unterscheiden sich also grundlegend von denen des Kinder- und Jugendpsychiaters.

Das Spektrum der Neuropädiatrie ist mittlerweile sehr groß geworden. Es haben sich erneut Schwerpunkte herausgebildet: Die Epileptologie, die Myopathologie, die Neuroonkologie, die neurometabolischen Erkrankungen, die Entwicklungsneurologie und einige andere. Die Patienten haben Anspruch auf fachkompetente Versorgung. Das bedeutet u.a. auch, daß ein Patient mit Muskelkrankheit oder Hirntumor vom Konzept und von der institutionalen Versorgung her anders behandelt werden muß als ein Patient mit Anorexia nervosa oder einer Neurose.

In Göttingen ist die »Abteilung Kinderheilkunde mit Schwerpunkt Neuropädiatrie« innerhalb der Kinderklinik angesiedelt. Die Kinderklinik hat insgesamt 128 Betten, 16 davon sind einer Station für neurologisch kranke Kinder reserviert. Neurologisch kranke Kinder liegen zum Teil auch auf nicht-neuropädiatrischen Stationen der Kinderklinik, z.B. der Säuglingsstation oder der Intensivstation und werden von uns konsiliarisch betreut. Acht zur neuropädiatrischen Abteilung gehörende Assistenzärzte befinden sich in der Weiterbildung zum Arzt für Kinderheilkunde und »rotieren« in der Kinderklinik über verschiedene Stationen. Zur Abteilung gehören ein EEG/EMG-Labor und ein Stoffwechsellabor mit entsprechenden Assistentinnen, mehrere Physio- und Ergotherapeutinnen und eine Sonderpädagogin.

Zur Charakterisierung der Arbeit auf der neuropädiatrischen Station ist in Abbildung 1 die Altersverteilung der 1990 bis zum 1.8.1990 stationär aufgenommenen neuropädiatrischen Patienten dargestellt. Der Häufigkeitsgipfel liegt eindeutig bei den Kindern zwischen 0 und 1 sowie 1–2 Jahren. Ältere Kleinkinder und junge Schulkinder sind etwa gleichhäufig verteilt, es sind nur wenig ältere Schulkinder und Jugend-

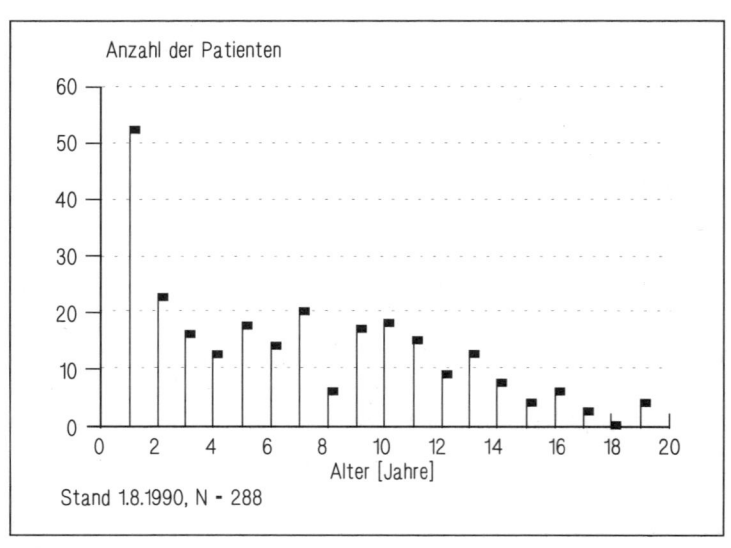

Abbildung 1. Neuropädiatrische Station: Altersverteilung.

liche stationär aufgenommen worden. Die soeben beschriebenen 288 Patienten wurden insgesamt 463mal aufgenommen, d.h. daß viele mehrfach stationär beobachtet wurden. Die Verteilung der Verweildauer pro Aufnahme hat ihr Maximum zwischen einem und sechs Tagen, d.h., die meisten Patienten werden am Montag aufgenommen und am folgenden Wochenende wieder entlassen (Abbildung 2). Dies ist für die Wirtschaftlichkeitsberechnung und Organisation einer Station von Bedeutung. Nun jedoch zu inhaltlichen Aspekten.

Die Absolutverteilung der Diagnosen von 288 Patienten, die insgesamt 470mal aufgenommen wurden, zeigt deutlich an, daß Störungen der Sensomotorik einschließlich psychomotorischer Retardierung, Bewegungsstörung und Mehrfachbehinderung, epileptische und nichtepileptische Anfälle, Fehlbildungen, Intoxikationen sowie Schädel-Hirn-Trauma den überwiegenden Anteil der Diagnosen ausmachen

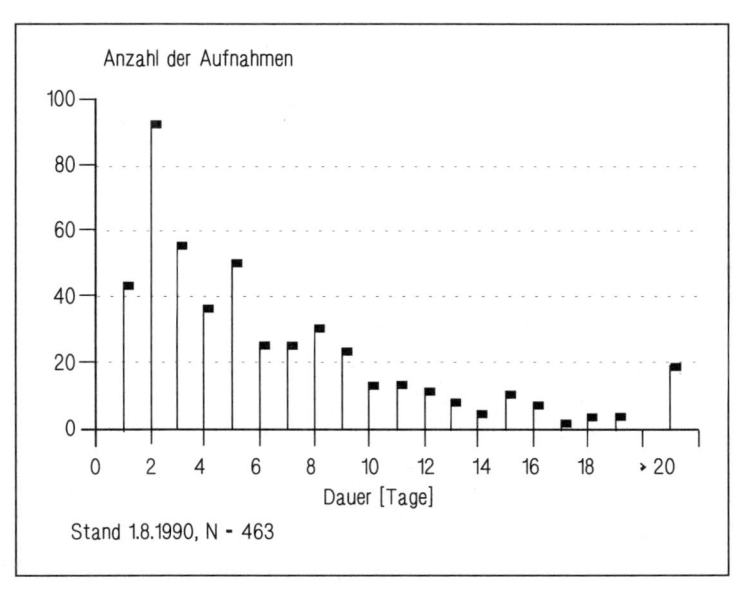

Abbildung 2. Neuropädiatrische Station: Verweildauer.

(Abbildung 3). In der Gruppe der Sonstigen verbergen sich Patienten mit entzündlichen Erkrankungen, wie Meningitis und Enzephalitis, zerebro-vaskulären Erkrankungen, Rückenmarksstörungen, psychischen Störungen, mentalen Leistungseinschränkungen und anderen Problemen.

Desweiteren versorgen wir eine große neuropädiatrische Ambulanz, wo Patientenerstkontakte, aber auch Langzeitbetreuungen stattfinden. Insgesamt wurden 1990 bis Anfang Oktober 1160mal Patienten in der neuropädiatrischen Spezialsprechstunde untersucht. Zusätzlich wurden im gleichen Zeitraum 158 ehemalige Frühgeborene mit perinatalen Komplikationen in einer Spezialsprechstunde zur Entwicklungsdiagnostik untersucht.

Zur »Abteilung Kinderheilkunde, Schwerpunkt Neuropädiatrie« gehört eine Psychosomatische Funktionseinheit: Eine Kinder- und Jugendpsychiaterin und drei klinisch tätige Psychologen versorgen

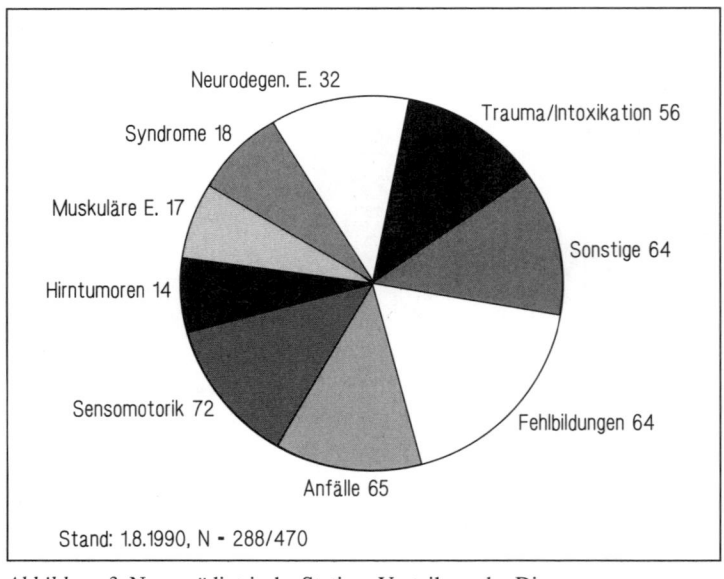

Abbildung 3. Neuropädiatrische Station: Verteilung der Diagnosen.

zusammen mit einem Assistenten der neuropädiatrischen Abteilung ambulante und stationäre Kinder mit psychiatrischen Problemen. Die Arbeit der psychosomatischen Funktionseinheit unterscheidet sich von der Arbeit in der Kinder- und Jugendpsychiatrie deutlich dadurch, daß die Patienten jünger sind, zum Teil sind es junge Kleinkinder, die vorgestellt werden. Es handelt sich um eine offene Abteilung, in der keine Patienten mit Psychosen, Suizidneigung, Dissozialität oder Drogenabhängigkeit behandelt werden. Dagegen finden sich mehr Patienten mit psychosomatischen Symptomen und Störungen in ambulanter und stationärer Betreuung. Zudem werden psychische Verarbeitungsprobleme bei Patienten mit chronisch-somatischen Erkrankungen therapeutisch angegangen. Dazu gehört eine psychosomatische Station mit acht Betten, in der in diesem Jahr bisher 26 Patienten mit den folgenden Hauptdiagnosen aufgenommen wurden (Abbildung 4):

Spezif. Symptome
12

Psychosom. Störung
1

Retardierungen
2

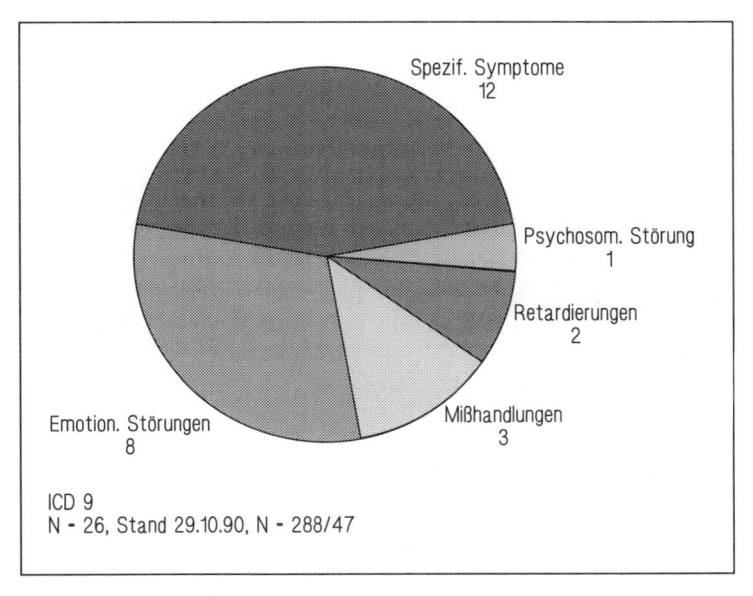

Mißhandlungen
3

Emotion. Störungen
8

ICD 9
N - 26, Stand 29.10.90, N - 288/47

Abbildung 4. Psychosomatische Funktionseinheit: Stationärer Bereich; prozentuale Verteilung der Hauptdiagnosen.

Unter spezifischen Symptomen waren die Diagnosen: primäre Enkopresis, Anorexia nervosa, Adipositas psychogener Ursache, multiple Ticks, zu nennen. Unter den emotionalen Störungen fanden sich phobische Verhaltensprobleme, z.B. Schulphobie, Probleme bei chronischen Krankheiten, Geschwisterrivalitäten, Autoaggression und anderes.

Die Hauptdiagnosen der 248 Neuvorstellungen des Jahres 1990 in der psychosomatischen Funktionseinheit bis zum 22.10.1990 verteilten sich prozentual auf die drei Achsen der ICD9-Klassifikation: Intelligenzstörungen, Retardierungen und psychiatrsiche Syndrome. Unter den klinisch-psychiatrischen Syndromen waren wiederum die emotionalen Störungen und die spezifischen Symptome am häufigsten, außerdem sind einige andere Diagnosen hier aufgeführt (Abbildung 5).

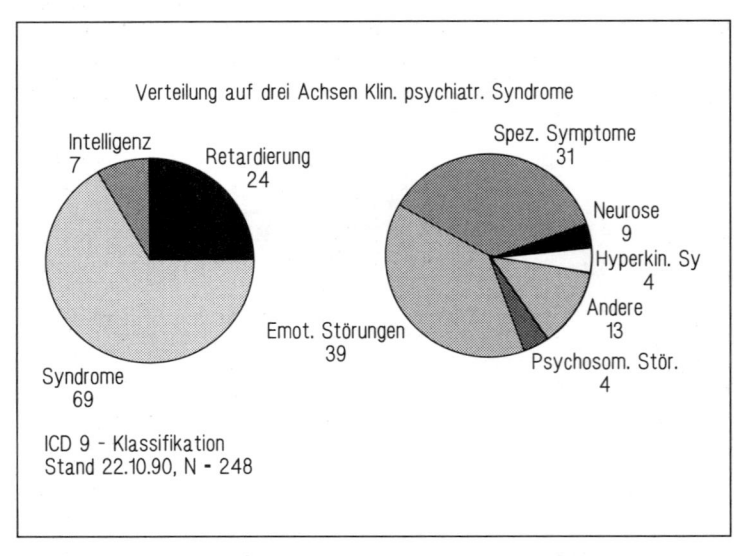

Abbildung 5. Psychosomatische Funktionseinheit: Neuvorstellungen; prozentuale Verteilung der Hauptdiagnosen.

Diagnose und Therapie in der psychosomatischen Funktionseinheit werden also im Zusammenwirken von kinder- und jugendpsychiatrischer, psychologischer, allgemeinpädiatrischer und neuropädiatrischer Fachkompetenz durchgeführt.

Zusammenfassung

Das gestellte Thema: Kinderneurologie – Kinder- und Jugendpsychiatrie – Kinderneuropsychiatrie bedeutet für uns also nicht die Vereinigung von neuropädiatrischen und kinder- und jugendpsychiatrischen Konzepten oder sogar Institutionen. Die Neuropädiatrie ist eine Subspezialität der Kinderheilkunde. Die Neuropädiatrie ist auch ohne Hinzunahme von kinderpsychiatrischen Erkrankungen eine ärztlich, intellektuell und menschlich in höchstem Maß herausfordernde Subspezialität. Wir verstehen das gestellte Thema als Appell zur Zusammenarbeit, wo sie notwendig ist, Zusammenarbeit von zwei kompetenten, voneinander unabhängigen Fachdisziplinen zum Wohle der Patienten.

Literatur beim Verfasser.

Strukturvorstellung zum Begriff der Kinderneuropsychiatrie

K.-H. Daute
Abteilung Kinderneuropsychiatrie, Universitätskinderklinik Jena

Als einen Lösungsversuch für die interdisziplinären Probleme im Gefolge des rapiden Umsichgreifens klinischer Spezialisierungen hatte 1974 die damalige DDR-Akademie für Ärztliche Fortbildung das Konzept der Subspezialisierungen initiiert. Zu ihnen gehörte, neben zunächst noch neun anderen Querschnittssubdisziplinen, wie etwa Kardiologie, Rheumatologie oder Diabetologie, von Anfang an auch die Kinderneuropsychiatrie, später erweitert in Neuropsychiatrie des Kindes- und Jugendalters *(Göllnitz);* Fach(gebiets)ärzte sowohl der Psychiatrie/Neurologie wie auch der Pädiatrie konnten die Anerkennung als Subspezialist einschließlich der Zusatzbezeichnung in einer höchstens 3jährigen Weiterbildung erwerben, wovon zwei Jahre auf anteilmäßig dafür zugelassene kinder-/jugendpsychiatrische oder neuropädiatrische Einrichtungen (Kliniken; klinische Fachabteilungen) und ein angemessen erscheinender Teil im dritten Jahr auf das klinische Partner-Grundfach entfielen, also für Pädiater auf die Psychiatrie/Neurologie und umgkehrt.

Nach dem alten Satz von den neuen Töpfen, die gut kochen, ließ sich die Sache zunächst recht zügig an. In fünf der insgesamt neun damaligen medizinischen Hochschulbereichen entstanden einschlägige Lehrstühle, nämlich in Berlin, Rostock, Leipzig, Jena (1979) und Magdeburg, von denen nur einer aus kinderärztlichem Herkommen stammte (Jena), die anderen hingegen aus psychiatrisch/neurologischem. Die Gesamtzahl aller Subspezialisten war zuletzt, also Ende 1990, auf 244 angestiegen, wobei der Anteil der Kinderärzte sich immer zwischen meist einem reichlichen Drittel bis höchstens an knapp 40% gehalten hatte.

Angesichts epidemiologischer Schätzungen des kinderneuropsychiatrischen Konsultationsbedarfs auf mindestens 8% der gesamten Kinderpopulation und einer Prävalenz einschlägiger Fälle von mehr als 20% des ambulanten oder rund 15% des klinischen Patientenguts in der Pädiatrie erscheint das tendentielle Zurückbleiben des kinderärztlichen Aufkommens für die Subspezialisierung nicht unbedenklich.

Hinsichtlich der Gründe für diesen Trend erscheint aus unserer natürlich eher kinderärztlich getönten Sicht folgendes erwähnenswert: Ein ursächliches Grundproblem stellte von vornherein die Festlegung dar, daß nur statuierte, räumlich wie personell strikt definierte Fachabteilungen (Kinder/Jugendpsychiatrie, Neuropädiatrie) zeitliche Anteile an der Subspezialisierung erhielten. Nun hatte zwar wohl fast jede psychiatrische Klinik eine Kinderabteilung, schon wegen der unerläßlichen Absonderung vom adulten Hauptkontingent des Patientenguts, aber in Kinderkliniken gab es vergleichbare Einheiten nur ganz vereinzelt, weil dort die neuropädiatrisch oder durchaus auch gelegentlich kinderpsychiatrisch einzuordnenden Krankheitsfälle noch ganz überwiegend ins gesamte, allenfalls nach Altersgruppen gegliederte Patientengut der Klinik integriert waren. Als Beispiel für die Konsequenzen daraus kann der Extremfall des vollen zweijährigen Ausbildungsrechts für die gesamte Neurologie und Psychiatrie des Kindes- und Jugendalters gelten: Es war zuletzt zehn Einrichtungen der neuropsychiatrischen, aber nur einer der pädiatrischen Provenienz zugestanden (Jena). Die bis zur Unüberwindlichkeit hohen Schwierigkeiten, einen voll ausgebildeten Stationsarzt für womöglich mehrere Jahre zur Spezialisierung nach auswärts schicken zu müssen, statt ihn dazu im eigenen Haus belassen zu können, dürfte die Motivation der Betroffenen wie vor allem auch ihrer Chefs wohl nicht selten bis zum Verzicht gedämpft haben.

Die Initiatoren des kinderneuropsychiatrischen Aufbruchversuchs in der Pädiatrie sind aber mehr oder weniger unerwartet mit noch einem zweiten, wahrscheinlich viel schwerer wiegenden Motivationsproblem konfrontiert worden, das weit über organisationspolitische Querelen und Engstellen hinausgeht und die ideellen Grundlagen unseres derzeitigen kinderärztlichen Selbstverständnisses berührt: Der niedrige Rang, den zwar nicht die Neuropädiatrie, aber die Kinder- und Jugendpsychiatrie derzeit anscheinend bei vielen unserer klinischen Pädiater einnimmt, wäre, jedenfalls nach unserem Erachten, für die Weiterentwicklung einer doch wohl stark auf ambulante Versorgung und Betreuung zu orientierenden Kinderheilkunde voraussichtlich ungünstig. Auf diesen Gedanken werden wir als Abschluß des Beitrags noch einmal kurz zurückkommen.

Wie schon erwähnt, wurde im medizinischen Bereich der Jenaer Universität 1979 ein kinderneuropsychiatrischer Lehrstuhl gegründet und in seinem Gefolge an der Kinderklinik eine entsprechende Fachabteilung gebildet, die sich aus der schon seit 1968 dort etabliert gewesenen Abteilung für pädiatrische Neurologie und der vorherigen kinderpsychiatrischen Abteilung der Jenaer Nervenklinik zusammensetzte, wozu diese aus der disziplinarischen Zuständigkeit der Nervenklinik aus- und in die der Kinderklinik eingegliedert werden mußte. Die neue Abteilung mit ihren derzeit 32 neuropädiatrischen und 24 kinder/jugendpsychiatrischen Betten, mehreren Ambulanzen, apparativ-diagnostischem Funktionsbereich, Psychologen, Sonderpädagogen und Fürsorgerinnen war und ist als Modellversuch gedacht für die Möglichkeiten und Grenzen einer sinnvollen Kombination von Kinderneurologie plus eben auch Kinder/Jugendpsychiatrie in den Rahmen einer relativ großen, mit auch anderen Fachabteilungen und -bereichen stark gegliederten kindermedizinischen Hochschulklinik.

Aus den Erfahrungen mit diesem Versuch wie auch rückblickend auf das Gesamtschicksal der Subspezialisierung für die Neuropsychiatrie des Kindes- und Jugendalters aus der Sicht eines ursprünglich kinderärztlich geprägten Herkommens waren wir letztlich auf die folgenden drei strukturellen Vorstellungsbilder hinsichtlich einer konkret denkbaren Sinngebung, Vertretbarkeit und Mitarbeit einer solchen Querschnittsdisziplin gekommen:

Abbildung 1 zeigt, natürlich stark idealisierend vereinfacht, wie über der Altersachse die Inzidenz für Neuerkrankungen und damit die

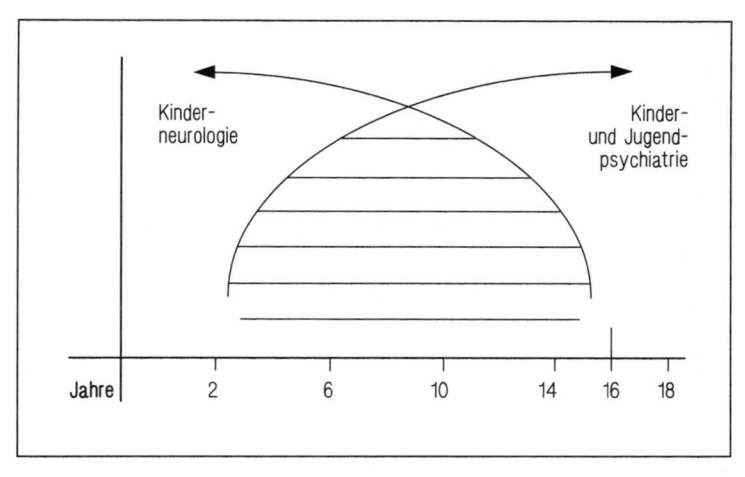

Abbildung 1. Inzidenzen für das Neuauftreten kinderneurologischer (neuropädiatrischer) und kinder/jugendpsychiatrischer Erkrankungen über dem Lebensalter; idealisiert.

Kinderneuropsychiatrie
- Krankheitsprofile -

Pädiatr. Neurologie

Kinder-Jugendpsychiatrie

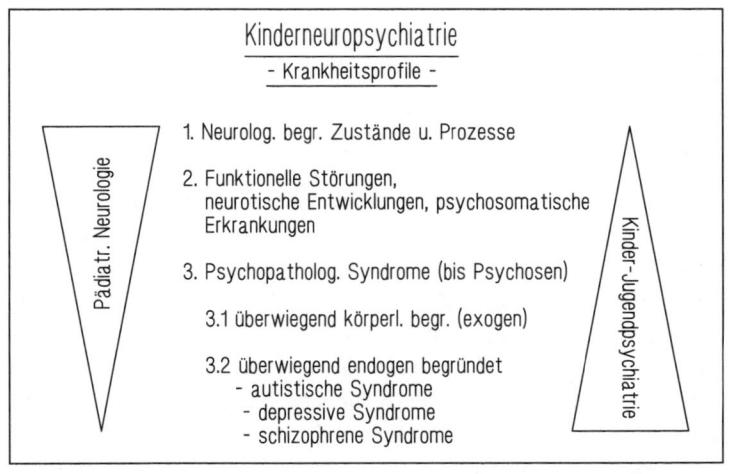

1. Neurolog. begr. Zustände u. Prozesse

2. Funktionelle Störungen, neurotische Entwicklungen, psychosomatische Erkrankungen

3. Psychopatholog. Syndrome (bis Psychosen)

   3.1 überwiegend körperl. begr. (exogen)

   3.2 überwiegend endogen begründet
      - autistische Syndrome
      - depressive Syndrome
      - schizophrene Syndrome

Abbildung 2. Kompetenzverteilung zwischen Kinderneurologie (Neuropädiatrie) und Kinder/Jugendpsychiatrie im Rahmen einer Subspezialisierung für die Neuropsychiatrie des Kindes- und Jugendalters.

ungefähre Kompetenzverteilung zwischen Kinderneurologie (Neuropädiatrie) und Kinder/Jugendpsychiatrie verlaufen könnte. Die beiden Zuständigkeitsflächen beinhalten genaugenommen nicht die bloßen Altersverteilungen der beiden Subdisziplinen, sondern die Verteilung der Manifestationsalter für die jeweils einschlägigen Krankheitsgruppen, was aber wegen deren hoher Altersabhängigkeit auf praktisch dasselbe hinausläuft. Das Augenfälligste und für unser Anliegen Wichtigste an dieser Darstellung ist die große schraffierte Überschneidungsfläche, die bei einer quantifizierten Darstellung vielleicht noch größer ausfiele. Jeder auch nur einigermaßen Kundige kann sie selbst mit zahlreichen Krankheitsnamen füllen (s. Vorwort), umgesetzt in Legionen von hin- und hersuchenden Kindern mitsamt ihren Eltern. Allein schon diese Fläche begründet unseres Erachtens die Notwendigkeit zumindest einer vernünftigen, stabilen und effektiven Verständigung zwischen Neuropädiatrie und Kinder/Jugendpsychiatrie, wie sie bereits im Vorwort postuliert worden ist.

Abbildung 2 soll interpretieren, welches tatsächliche Ausbildungsziel von der Subspezialisierung wohl in aller Regel hat erreicht werden können. Danach konnte es retrospektiv nicht um einen Subspezialisten gehen, der den gesamten Definitionsbereich dieser Querschnittsdisziplin mehr oder weniger aktiv ausübend beherrscht, also etwa in einem überzogenen Beispiel vormittags neuropädiatrisch auf der Frühgeborenen-Intensivstation arbeitet und sich nachmittags der affektiven Psychose einer 16jährigen widmet, beides gleichermaßen auf der Höhe der Zeit. Im Regelfall hat sich vielmehr nach vollzogener Weiterbildung der Subspezialist wieder mehr oder weniger seinem herkömmlichen Teilbereich zugewandt, wie es die Abbildung zeigen soll. Die Unterschiede zu seinem Status vor der Subspezialisierung liegen im wesentlichen darin, daß er seine aktive Verfügbarkeit vor allem im Bereich der beiderseitigen Überschneidungsfläche (Abbildung 1), die man auch als die beiderseitige Verträglichkeitszone bezeichnen könnte, wesentlich erweitert hat, darüber hinaus aber das Gesamtgebiet des Partners (Neuropädiatrie; Kinder/Jugendpsychiatrie) zumindest passiv so gründlich und umfassend kennengelernt hat, daß eine bestmögliche partnerschaftliche Kommunikationsfähigkeit hergestellt ist, die mit derjenigen etwa zwischen zwei verschiedenen Spezialbereichen innerhalb der Kinderheilkunde nicht nur vergleichbar ist, sondern diese womöglich sogar übersteigt. Wenn und wo immer das annähernd erreicht worden ist, wurde damit eine entscheidende Voraussetzung für die schon im Vorwort postulierte Verbesserung der Zusammenarbeit zugunsten einer in vielen Hinsichten gemeinsamen Patientenpopulation erfüllt, nämlich fachkundiges und damit respektvolles Verständnis für die Kompetenz des Partners.

Tabelle I schließlich darf nicht als Kompetenzanspruch mißverstanden werden. Sie entstand vielmehr in der guten Absicht, insbesondere den Kinderärzten vor Augen zu führen, wie in einem selbstverständlich wohlzuverstehenden Maße, auch das psychisch kranke Kind in den allgemeinen Bereich ihrer ärztlichen Sorgepflicht gehört. Ein brauchbares Prinzip könnte vielleicht sein, die Kinder soweit und so lange wie möglich im Milieu ihrer Alterspopulation zu belassen, wofür es außer der psychosozialen Begründung auch Argumente der pädiatrischen Differentialdiagnostik gibt, sie aber auf der anderen Seite sobald wie nötig der Obhut kinder- und jugendpsychiatrischer Spezialbetreuung zu überlassen.

Zu den Einzelfeldern der Tabelle I: Kinderneurologie, also Neuropädiatrie (links oben) als spezifischer Berufszweig betrifft überwiegend das Säuglings- bis jüngere Kindesalter; in diesem Sinne ist es im wesentlichen seit jeher Sache der Kinderheilkunde; rühmliche Ausnahmen bestätigen diese Regel. Die Kinderpsychiatrie (rechts oben)

Tabelle I. Versuch einer Skizzierung kinder- und jugendmedizinischer Sorgepflichtsanteile an Kinderneurologie, Kinderpsychiatrie, Jugendpsychiatrie und einer hypothetischen Jugendneurologie.

	Neurologie	Psychiatrie
Kinder-	+++...++	++...+
Jugend-		+..(+)..Ø

+++ = 100%

dürfte einen wesentlichen Teil des in Abbildung 1 dargestellten Überschneidungsbereichs ausmachen. Über die zutreffende Zahl der Kreuze in diesem Feld, ob 2 oder 1, lohnt es nicht zu streiten; hier wird jegliche Kompromißbereitschaft zugesichert. Die Jugendpsychiatrie (rechts unten) ist zumindest in ihren endogenen, biologisch determinierten Anteilen ein eigenständiges Gebiet mit so starker Affinität zur Psychiatrie, daß sie aus kinderärztlichem Herkommen allein auch bei durchschnittlicher Subspezialisierung nach unseren Erfahrungen nicht verantwortet werden kann. Derartige Krankheitsbilder machen allerdings nur den kleineren Anteil des jugendpsychiatrischen Patientenguts aus. Für die nach der Häufigkeit überwiegenden Persönlichkeits-, Erlebnis-, also biographisch determinierten oder zumindest mitbedingten Manifestationen hingegen hatte sich uns die Subspezialisierung als eine ausreichende Voraussetzung erwiesen, wobei allerdings an dieser Stelle auf das im Vergleich zur Kinder- und Jugendpsychiatrie der alten Bundesländer fundamentale Defizit an systematischer Psychotherapie hingewiesen werden muß. Jugendneurologie (links unten) ist hinsichtlich einer möglichen Eigenständigkeit zwischen Neurologie und Kinder/Jugendmedizin derzeit kaum definiert und deshalb in der Abbildung nicht besetzt.

So viel in aller Kürze zu der aus unseren 15jährigen Erfahrungen mit der Subspezialisierung für die Neuropädiatrie des Kindes- und Jugendalters resultierenden Strukturvorstellungen. Um aber abschließend, weil uns das ausdrücklich am Herzen liegt, noch einmal auf die derzeitigen Beziehungen vieler unserer klinischen Kinderärzte zur Kinderpsychiatrie zurückzukommen, so ist die Forderung, daß die Kinderärzte für die notwendige Vollständigkeit ihres beruflichen Selbstverständnisses als Arzt für die Kinder wieder eines wesentlich stärkeren kinderpsychiatrischen Elements bedürfen, nicht etwa neu. Gestatten wir uns dazu als Schlußpunkt das folgende Zitat, weil es in hochgenauen Worten das sagt, worum es uns eigentlich geht: »Sie sind darin geschult worden, die Funktionen des Organismus und ihre Störungen anatomisch zu begründen, chemisch und physikalisch zu erklären und biologisch zu erfassen, aber kein Anteil Ihres Interesses ist auf das psychische Leben gelenkt worden, in dem doch die Leistung dieses wunderbar komplizierten Organismus gipfelt. Darum ist Ihnen eine psychologische Denkweise fremd geblieben, und Sie haben sich gewöhnt, eine solche mißtrauisch zu betrachten, ihr den Charakter der Wissenschaftlichkeit abzusprechen und sie den Laien, Dichtern, Naturphilosophen und Mystikern zu überlassen. Diese Einschränkung ist gewiß ein Schaden für Ihre ärztliche Tätigkeit, denn der Kranke wird Ihnen, wie es bei allen menschlichen Beziehungen die Regel ist, zunächst seine seelische Fassade entgegenbringen, und ich fürchte, Sie werden zur Strafe genötigt sein, einen Anteil des therapeutischen Einflusses, den Sie anstreben, den von Ihnen so verachteten Laienärzten, Naturheilkünstlern und Mystikern zu überlassen«. (*Siegmund Freud,* 1916, Vorlesungen zur Einführung in die Psychoanalyse, 1. Teil: Die Fehlleistungen).

Literatur beim Verfasser.

Aufgaben und Funktion einer kinderneuropsychiatrischen Basisklinik
Pro und contra zur Profilierung

H. Schernikau
Fachkrankenhaus Berlin-Lichtenberg, Klinik für Kinder-
und Jugendneuropsychiatrie, Berlin

1. Es wird die historische Entwicklung der kinderpsychiatrischen Versorgung im städtischen Einzugsbereich von Berlin-Ost seit der Nachkriegszeit dargestellt, der *Strukturwandel* innerhalb der letzten 40 Jahre unter gesundheitspolitischer Administration von einer kustodialen Imbezillenbetreuung zu einer zentralisierten kurativ arbeitenden kinder- und jugendneuropsychiatrischen Einrichtung (200 Betten für über 1 Mill. Einwohner) erläutert und die dennoch möglich gewesene praxisrelevante *Profilierung* in eine Klinik mit drei Abteilungen (Kinderneurologie und Frührehabilitation/Kinder- und Jugendpsychiatrie/Psychotherapie und psychosoziale Rehabilitation) in Abhängigkeit von einer wissenschaftlich-geistigen Schulenbildung und hierarchisch ordnenden Leitungsstruktur gesehen. Dabei erlaubt sich die Autorin eine Würdigung des universellen »Altvaters« der Kinderneuropsychiatrie im ehemaligen DDR-Gebiet – Herrn Prof. *Dr. Dagobert Müller* –, der von 1973 bis 1986 die Leitung der Klinik innehatte.

2. Die breite Profilierung dieser Klinik hatte folgende Vorteile:
   - Einheitliche Diagnostik des neurologisch und psychisch kranken Kindes unter streng neurologischen Kriterien;
   - Separierte therapeutische Betreuungsmöglichkeiten mit Altersdifferenzierung;
   - Praxisnahe wissenschaftliche Begleitarbeit in Form von Promotionen oder Individualforschung, die sich aus der neurologischen oder psychiatrischen Individualanalyse von Problemfällen ergab.

Diese Profilierung brachte aber paradoxerweise auch die Gefahr einer bevorzugten Inanspruchnahmepopulation für den »schwierigen Patienten« mit sich, so daß sich einerseits die inzwischen gegründeten neuropädiatrischen Abteilungen in den Kinderkliniken trotz guter diagnostischer Möglichkeiten im Vollversorgungsauftrag mit allen therapeutischen Konsequenzen überfordert sahen und andererseits kommunalpsychiatrische und sozialpädagogische Einrichtungen als Ergänzung für den ambulanten Beratungsarzt fehlten und bis heute noch fehlen.

3. Die Autorin plädiert unter Großstadtbedingungen für die Etablierung dezentralisierter kinder- und jugendneuropsychiatrischer »Basiseinheiten« mit dem Ziel einer aktuellen Versorgungsmöglichkeit zur Diagnostik und Therapie *krankheitswertiger* Zustandsbilder unter den Bedingungen einer Akut- und Regelbehandlung, wobei besonders unter den Bedingungen des gesellschaftsreformen Übergangs im Ostteil der Stadt diese Einheiten gleichzeitig katalysatorische und partizipatorische Verbindungsfunktion zu den kommunalpsychiatrischen und sozialpädagogischen Zentren darstellen müssen. Es werden die Erfahrungen von zwei Jahren »Basisklinik für Kinder- und Jugendneuropsychiatrie« mit den Voraussetzungen Akut-/Regelbehandlung diskutiert, das flexible therapeutische Denken mit pragmatischer Nutzung aller Methoden begründet und die »Institutionalisierung« von kinder- und jugendpsychiatrischen Therapieeinrichtungen wegen ihres Zeitverlustes gegenüber der Behandlungsbedürftigkeit des Patienten relativiert.

4. Die Autorin erlaubt sich in Anbetracht der zunehmenden Kompetenzansprüche von medizinischen Laien zu kinder- und jugendpsychiatrischen Fragestellungen die prospektiv gerichtete Frage, ob die Kinder- und Jugendpsychiatrie zukünftig im Bereich der geistigen Medizin angesiedelt bleiben oder in die Sozial- und Erziehungswissenschaften abwandern wird. Zur Warnung wird aus betroffener Sicht darauf hingewiesen, daß sich ein soziales Umfeld sozusagen über Nacht auf allen Ebenen variativ verändern kann.

Inwieweit dieser Variabilität auch Pathogenität im klinischen Sinn zugesprochen werden muß, kann noch nicht beurteilt werden. Sie sollte aber keinesfalls zur Auflösung des Begriffs einer Krankheitsdefinition und der Eigenständigkeit psychopathologischer Phänomene führen.

Psychiatrie – Neurologie – Neuropsychiatrie des Kindes- und Jugendalters

Struktur: Beispiele

Strukturierte kinder- und jugendpsychiatrische Versorgung in einer Großstadtregion

J. Martinius
Institut für Kinder- und Jugendpsychiatrie der Universität,
Heckscher-Klinik, München

Jeder psychiatrischen Versorgung sollte eine Planung vorangegangen sein. Und Planung wiederum fußt auf Bedarfsfeststellungen, die auf Schätzungen beruhen, mehr oder weniger gut gestützt durch epidemiologische Erhebungen. Das Modellprogramm Psychiatrie der Bundesregierung, dessen Ergebnisse in einem 1988 erschienenen Bericht vorgelegt wurden, basiert auf detaillierten Erhebungen und nennt Anhaltszahlen. Die Empfehlungen zur Kinder- und Jugendpsychiatrie gehen vor allem in Richtung einer Verbesserung einer ambulanten Versorgung und der Kooperation mit Nachbarbereichen, insbesondere mit Jugendhilfe und Bildungssystem. Die Zahl der vorhandenen Betten, so heißt es, sei ausreichend; es mangele jedoch vielfach an der zu fordernden Gemeinde- bzw. Familiennähe. Das Modellprogramm hat als hervorzuhebendes Ergebnis gezeigt, daß die Kinder- und Jugendpsychiatrie dort, wo sie präsent ist, auch in Anspruch genommen wird und daß dort, wo sie nicht präsent ist, psychisch kranke Kinder und Jugendliche eher unversorgt bleiben, als weite Wege in Kauf zu nehmen. Unsere Einrichtungen werden, wie gesagt, dort wo sie existieren, rege in Anspruch genommen, bleiben aber für viele zu schwer erreichbar. Und solange das der Fall ist, bleibt unser Angebot hinter dem Bedarf zurück.

Die Region München/Oberbayern

Der Bezirk Oberbayern hat 3,8 Millionen Einwohner, von denen 1,2 Millionen in der Großstadtregion München leben. Epidemiologische

Daten über das Vorkommen psychischer Störungen und Erkrankungen wurden erhoben (2); sie stimmen im Ergebnis mit andernorts durchgeführten Erhebungen überein. Der Bedarf ist von Region zu Region offensichtlich vergleichbar. Eine kinder- und jugendpsychiatrische Versorgung wird jedoch nicht als fachspezifische Vollversorgung zu konzipieren sein, sondern den Anteil komplementärer Einrichtungen in die Organisation der Versorgung einbeziehen und über eine enge Kooperation wirksam werden lassen. Unter dieser Voraussetzung sehen neue Richtwerte im stationären Bereich 50 bis 80 Betten (einschließlich tagesklinischer Behandlungsplätze) und eine Institutsambulanz für 750000 Einwohner vor. Davon ist in Oberbayern im stationären Bereich die Hälfte und im ambulanten Bereich ein Drittel realisiert. Die Verteilung des Angebotes über die Region ist in hohem Maße ungleich, da sich praktisch das gesamte kinder- und jugendpsychiatrische Angebot im Münchner Raum konzentriert. Im zentralen Ballungsraum liegen Klinik, Polikliniken und Institutsambulanz. Und mit einer Ausnahme sind dort auch alle Kassenärzte für Kinder- und Jugendpsychiatrie niedergelassen. Die Region München hat deshalb das umliegende Oberbayern und Teile angrenzender Bezirke, in denen zum Teil eine kinder- und jugendpsychiatrische Vorsorgung noch gar nicht existiert, mitzuversorgen. Aus dem Gesagten wird deutlich, daß die Versorgung mit unseren fachlichen Angeboten in München und Oberbayern in hohem Maße zentral ausgerichtet und dezentral ergänzungsbedürftig ist, ein Zustand, der andernorts Parallelen hat. Die Münchner Situation stellt keine Ausnahme dar.

Die Struktur der Gesamtversorgung

Die Versorgung gliedert sich in einen kleinen fachspezifisch kinder- und jugendpsychiatrischen und in einen großen Komplementärbereich. Beide sehen stationäre und ambulante Angebote vor, die miteinander in mehr oder weniger engem und beiderseitig genutztem Kontakt und Austausch stehen (Abbildung 1). Es ist jedoch kein Geheimnis, daß der Kinder- und Jugendpsychiatrie gegenüber Vorbehalte bestehen, die den Eingang und sogar den Ausgang mit hohen Schwellen versehen und die Kommunikation der Bereiche miteinander behindern oder doch wenigstens hemmen, so auch in München. Es fehlt an einer koordinierenden Struktur. Solange es sie (noch) nicht gibt, hängt die Kooperation im positiven Fall von entsprechender persönlicher Erfahrung, Offenheit und Bereitschaft ab, im negativen Fall von der Dringlichkeit eines Problems. Wenn »gar nichts anderes mehr geht«, ist die Kinder- und Jugendpsychiatrie plötzlich gut genug ...

Im einzelnen gliedert sich die Kinder- und Jugendpsychiatrie im Großraum München in verschiedene Institutionen und Versorgungsteile (Tabelle I).

Der weitaus größere, von uns aus als komplementär zu sehende Bereich setzt sich wiederum aus vielfältigen Strukturen zusammen, medizinischen und nicht-medizinischen, die sich teils auch unstrukturiert über die Region verteilen (Tabelle II).

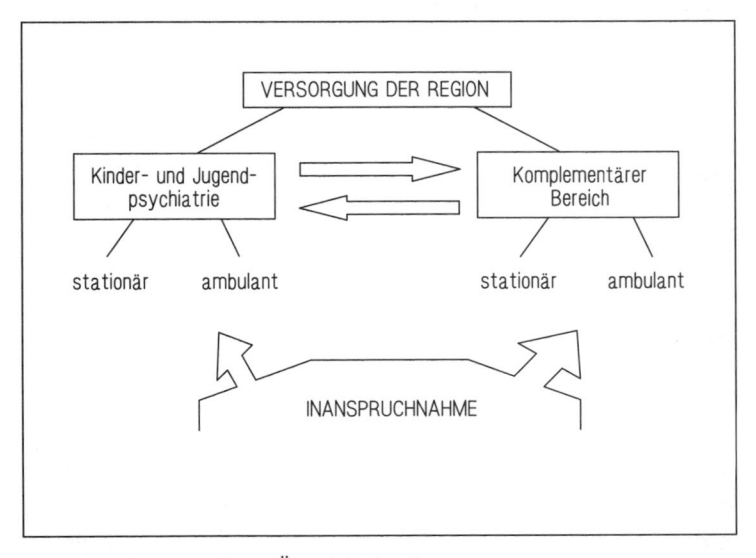

Abbildung 1. Schematische Übersicht der Gesamtversorgung.

Tabelle I. Übersicht über den kinder- und jugendpsychiatrischen Versorgungsanteil. Die Zahlenangaben bezeichnen die Behandlungsplätze. In den Kinderkliniken ist die Zahl der Betten, die für eine psychosomatische Behandlung genutzt werden können, nicht exakt bestimmbar.

Stationär		Ambulant
Bezirkskrankenhaus		Institutsambulanz
vollstationär	104	Konsiliardienste
teilstationär	52	Universitäts-Poliklinik
Wohngruppe	9	
Stationäre Behandlungsplätze an Kinderkliniken (Psychosomatik)		Kassenärzte für KJP
		Gesundheitsämter – Beratungsstellen

Tabelle II. Institutionen der »psychosozialen Versorgung« außerhalb der Kinder- und Jugendpsychiatrie.

Stationär	Ambulant
Kinderklinik	Kassenärzte
Sozialpäd. Zentrum	Poliklinik für Kinder- und Jugendlichenpsychotherapie
Drogenklinik	nichtärztliche Psychotherapeuten
Tagesstätten	Erziehungsberatungsstellen
Schulen mit Tagesstätten	andere Beratungsstellen
SVE mit Tagesstätten	Jugendgerichtshilfe

Die klinische Versorgung

Nahezu die gesamte klinische Versorgung der Region obliegt dem Nervenkrankenhaus für Kinder und Jugendliche des Bezirks Oberbayern, der Heckscher-Klinik. Diese Klinik blickt auf eine mehr als 60jährige Geschichte zurück. Sie wurde 1929 als private Stiftung gegründet und erhielt 1972 den Status eines kommunalen Fachkrankenhauses, das der Aufnahmepflicht unterliegt. Sie ist damit nicht repräsentativ für die klinische Kinder- und Jugendpsychiatrie in Deutschland, da viele kleinere Abteilungen nicht in die Pflichtversorgung eingebunden sind. Die Heckscher-Klinik ist meines Erachtens aber repräsentativ für ein umfassendes klinisches Versorgungsangebot und nach Struktur und Funktionsweise in vieler Hinsicht modellartig. Es soll deshalb hier näher darauf eingegangen werden. Ein weiterer übergreifender Aspekt soll Erwähnung finden. Die Leitung der Heckscher-Klinik wird in Personalunion wahrgenommen vom Inhaber des Lehrstuhls für Kinder- und Jugendpsychiatrie an der Universität München, woraus sich zwar für den Betroffenen erhebliche Mehrbelastungen, für die auf diese Weise verbundenen Institutionen jedoch deutliche Vorteile ergeben.

Ein abermaliger Blick auf die Diagnosenverteilung für den stationären Bereich im ersten Halbjahr 1990 zeigt, daß bestimmte Erkrankungen und Störungen häufiger als andere zur Behandlung aufgenommen werden und weiterhin, daß das Spektrum sich quantitativ von dem anderer Kliniken unterscheidet (Tabelle III). Psychosen, spezielle

Tabelle III. Prozentuale Häufigkeiten von Diagnosen (ICD) bei stationär in kinder- und jugendpsychiatrsichen Kliniken behandelten Jugendlichen (linke Spalte) im Vergleich zur Heckscher-Klinik des Bezirks Oberbayern. Stichtaguntersuchung vom Dezember 1987; nach (1).

	BRD	Heckscher-Klinik
Psychosen	22,7	30,0
Neurosen	22,0	13,6
Persönlichkeitsstörungen	5,7	16,9
Spez. Syndrome	8,8	18,6
Belastungsreaktionen	4,7	0
Störungen nach Hirnschädigungen	4,6	3,4
Spez. emotionale Störungen	8,8	8,5
Störungen des Sozialverhaltens	13,7	6,8
Hyperkinetische Syndrome	4,5	1,7
Sonstige (ohne Oligophrenien)	4,5	0

Syndrome und Persönlichkeitsstörungen werden am häufigsten behandelt. Die Gründe hierfür liegen in der Differenzierung des diagnostischen und therapeutischen Angebotes, das natürlich eine bestimmte Größe und Gliederung der Klinik zur Voraussetzung hat.

Die Klinik gliedert sich in Abteilungen und Funktionsbereiche (Abbildung 2). In der Zentralklinik gibt es den Akutbereich, Stationen für alle Altersgruppen, Tagesklinik und Institutsambulanz, in den Außenabteilungen gibt es Stationen für die längerfristige Behandlung ausgewählter Probleme und Altersgruppen, in der Abteilung Rottmannshöhe nur für Jugendliche mit Psychosen, Neurosen, Eßstörungen (Anorexia, Bulimie), die bis zu zwei Jahren Behandlungsdauer auch rehabilitativ gefördert werden. In der anderen Außenabteilung, für sprachentwicklungsgestörte, verhaltensauffällige Kinder, wird mit zwölf stationären und zwölf tagesklinischen Plätzen eine spezialisierte Versorgung angeboten, für die, wie allgemein bekannt ist, ein großer Bedarf besteht, da das Schulsystem den Erfordernissen dieser Kinder

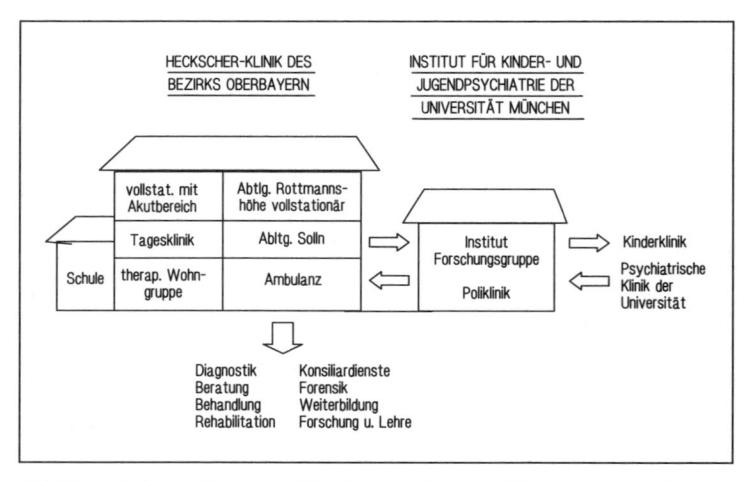

Abbildung 2. Darstellung von Abteilungsstruktur und Versorgungsangebot des Bezirkskrankenhauses (Heckscher-Klinik) und dessen enger Verbindung zur Universität München.

oft nicht entsprechen kann. Der gesamten Klinik ist eine ebenfalls aufgeteilte Schule angegliedert, die den Status einer öffentlichen, d.h. selbständigen Schule hat, mit allen Vor- und Nachteilen, die eine solche Konstruktion mit sich bringt.

Am stärksten von außen in Anspruch genommener Teil der Klinik ist der Akutbereich. Notaufnahmen sind an der Tagesordnung. Kern des Akutbereichs ist die geschlossene Station mit zehn bis maximal zwölf Plätzen, die für die akutpsychiatrische Versorgung unerläßlich ist. Da wir gerade auch diese Station als einen therapeutischen Bereich führen, wird hier ein maximaler Aufwand in der Besetzung mit qualifiziertem Personal sowie an Teamarbeit und Supervision betrieben. Eine dieser Station vergleichbare andere Einrichtung gibt es in Bayern nicht. Entsprechende Aufnahmen Jugendlicher erfolgen deswegen andernorts meist in die Erwachsenenpsychiatrie.

Größe und Differenzierung der Klinik einschließlich Tagesklinik, Institutsambulanz und therapeutischer Wohngruppe bieten mit ihren Funktionsbereichen jene diagnostische und therapeutische Breite, die unsere Aufgabe fordert, von der Behandlung der akuten Anpassungsreaktion, der verfestigten Angst- oder Zwangsneurose, der Störung des Sozialverhaltens bei einem komplex-partiellen Anfallsleiden bis zur Behandlung von Kindern und Jugendlichen mit Psychosen. Wir sind nicht auf eine einzelne therapeutische Richtung festgelegt, weil das der Vielfalt der Probleme nicht angemessen wäre.

Entsprechend dem Ziel kinder- und jugendpsychiatrischer Therapie, biologische, kognitive, emotionale und soziale Reifungs- und Entwicklungsprozesse zu fördern, verbinden wir psychiatrische Behandlung, Heilpädagogik und Psychotherapie entsprechend den Erfordernissen. Auf den Stationen und in der Tagesklinik gibt es familienähnliche Gruppenstrukturen. Psychotherapien stützen sich indikationsbezogen auf übende und/oder konfliktbezogene Verfahren, die in der Gruppe oder als Einzeltherapien eingesetzt werden.

Kinder und Jugendliche kommen selten direkt aus ihren Familien zu uns. Die am ehesten aufgesuchte Kontaktstelle ist die Institutsambulanz. Stationäre Aufnahmen erfolgen weniger über die Ambulanz, als durch spezielle Anmeldung oder Überweisung von Stellen außerhalb der Klinik, Ärzten, anderen Kliniken, Jugendhilfeeinrichtungen, Schulen, Gerichten. Wenigstens 20% der stationären Patienten kommen aus Heimen, und ebenso viele werden nach Abschluß der Behandlung in Heime entlassen.

Informationen über die Wege, die in die kinder- und jugendpsychiatrische Ambulanz und Klinik genommen werden und schließlich weiterführen, werden gegenwärtig gesammelt. Wir haben diese Informationen jedoch noch nicht systematisch ausgewertet. Eine entsprechende Untersuchung ist in Arbeit, das Ergebnis dürfte interessant sein, vielleicht auch ernüchternd für jene, die glauben, man könnte die Kinder- und Jugendpsychiatrie durch eine wie auch immer intensivierte Pädagogik ersetzen. Tatsache ist, daß die Inanspruchnahme hoch und die Klinik ständig ausgelastet ist.

Die personelle Ausstattung ist hier nicht Gegenstand der Darstellung. Es sei aber soviel gesagt, daß sie auf der Grundlage der von der Deutschen Krankenhausgesellschaft 1985 publizierten Zahlen konzipiert wurde, inzwischen darüber hinausgeht und den neuen, von der Bundesregierung beschlossenen Richtzahlen angenähert ist.

Defizite

Die wesentliche Schwachstelle in der Versorgung der Region besteht in der ungleichen Verteilung der Versorgungsangebote. Mit Blick auf die Überversorgung im Großraum München mit ihren vielfältigen ambulanten psychosozialen Diensten (zu denen auch nicht-qualifizierte Angebote gehören), sollte die Versorgungsplanung sich nicht allein auf die Kinder- und Jugendpsychiatrie konzentrieren. Es ist zwar einerseits dringend erforderlich, das vorhandene kinder- und jugendpsychiatrische Versorgungsangebot dezentral weiterzuentwickeln, z.B. durch Entstehen von Kassenarztpraxen außerhalb des Ballungsraumes München, andererseits aber ebenso dringlich, den im Komplementärbereich entstandenen »Wildwuchs« restriktiv zu steuern.

Entwicklungskonzept

Das Entwicklungskonzept soll unterscheiden zwischen Erfordernissen und deren Realisierung. Zu den Erfordernissen gehören

1) Gemeindenähe
2) Qualifikation
3) Differenzierung
4) Kooperation

Das Erfordernis der Gemeindenähe ist für den Großraum München erfüllt. Es fehlen dezentrale Angebote im nördlichen, südlichen und südöstlichen Oberbayern. Es besteht meines Erachtens jedoch kein Erfordernis zur jeweiligen Einrichtung vollstationärer Betten in den genannten Regionen, da nur kleine Einheiten denkbar wären, die ein qualitativ ausreichendes vollstationäres Angebot nicht bereitstellen können. Stattdessen wäre es wichtig, in den genannten Regionen eine ambulante Versorgung und kleine tagesklinische Einheiten bereitzustellen. Voraussetzung für diese dezentrale Struktur wäre die enge Zusammenarbeit mit dem in München gelegenen Bezirkskrankenhaus.

Die Qualifikation ist ein nicht zu unterschätzendes Erfordernis. Erziehungsberatungsstellen z.b. können kinder- und jugendpsychiatrische Versorgung nicht ersetzen. Auch Kinderkliniken, die sich im Bereich psychischer Störungen ausschließlich auf nicht-ärztliche Diagnostik und Therapie stützen, können lediglich eine Teilversorgung anbieten.

Die Differenzierung gehört zu den wichtigsten Entwicklungsaufgaben der Kinder- und Jugendpsychiatrie. Es muß zum einen gewährleistet sein, daß das gesamte Spektrum vorkommender Störungen und Erkrankungen ambulant wie stationär versorgt werden kann. Zum anderen gilt es, spezielle Gruppen, die bis jetzt unzureichend versorgt sind, in Zukunft umfassend zu versorgen. Hierzu gehören anfallskranke Kinder und Jugendliche mit erheblichen psychischen Störungen, Kinder mit Spätfolgen nach Schädel-Hirn-Verletzungen im psychischen und im Leistungsbereich, psychisch kranke jugendliche Rechtsbrecher, geistesschwache Kinder und Jugendliche mit ausgeprägten psychischen Störungen, chronisch psychisch kranke und behinderte Kinder und Jugendliche und drogenabhängige Jugendliche.

Das Erfordernis der Kooperation betrifft die interdisziplinär arbeitende Kinder- und Jugendpsychiatrie in besonderem Maße. Kooperation hat stattzufinden mit anderen medizinischen Bereichen, dem Bildungsbereich, dem Rechtsbereich und der Jugendhilfe. In der stationären Kinder- und Jugendpsychiatrie ist die Kooperation mit der Jugendhilfe von großer Bedeutung. Hier fehlt es in vielfacher Weise an Regeln, die die Ausgrenzung von Kindern und Jugendlichen vom einen in den jeweils anderen Bereich verhindern.

Literatur

1 Braun-Scharm H, Räder K, Martinius J (1991) Die stationäre Versorgung jugendpsychiatrischer Patienten: Eine Stichtagsuntersuchung. Z Kinder-Jugendpsychiatrie (im Druck)
2 Castell RA, Biener K, Artner K, Dilling H (1981) Häufigkeit von psychischen Störungen und Verhaltensauffälligkeiten bei Kindern und ihre psychiatrische Versorgung. Ergebnisse einer repräsentativen Querschnittsuntersuchung 3- bis 14jähriger. Z Kinder- und Jugendpsychiatrie 9:115–125
3 Bundesminister für Jugend, Familie, Frauen und Gesundheit (1988) Empfehlungen der Expertenkommission der Bundesregierung zur Reform der Versorgung im psychiatrischen und psychotherapeutisch-psychosomatischen Bereich
4 Remschmidt H, Walter R (1990) Psychische Auffälligkeiten bei Schulkindern. Eine epidemiologische Untersuchung. Z Kinder- und Jugendpsychiatrie 18:121–132

Die kinder- und jugendpsychiatrische Versorgung im Kanton Zürich (Schweiz)

H. Ch. Steinhausen
Psychiatrische Universitäts-Poliklinik für Kinder und Jugendliche, Zürich

Im Zentrum der kinder- und jugendpsychiatrischen Versorgung im Kanton Zürich steht der Kinder- und Jugendpsychiatrische Dienst (KJPD), der 1991 auf sein 70jähriges Bestehen zurücksehen kann. Im Jahr 1921 wurde auf dem Gelände der Klinik Burghölzli eine Kinderbeobachtungs-Station eingerichtet und zehn Jahre später die Psychiatrische Poliklinik für Kinder und Jugendliche in der Stadt Zürich eröffnet. Kurz nach dem Zweiten Weltkrieg begann der Aufbau eines weiterverzweigten Dienstes, der dazu geführt hat, daß heute sechs Zweig- und Regionalstellen außerhalb der Stadt Zürich im Kanton existieren. Diesen Zweig- und Regionalstellen sind noch weitere Sprechstunden an anderen Orten zugeordnet. In Ergänzung zu diesen ambulanten Einrichtungen existieren eine stationäre Einheit mit 29 Plätzen und eine Tagesklinik mit 20 Plätzen für Kinder. Beide Einheiten sind für die psychotherapeutische und heilpädagogische Langzeittherapie von Kindern konzipiert, die hier in der Regel über ein ganzes Schuljahr behandelt werden. Teile des KJPD sind in die Universität integriert und dienen der Ausbildung, Lehre und Forschung.

Angesichts der besonderen Organisation psychosozialer Dienste im Kanton Zürich hat der KJPD seinen zentralen Arbeitsauftrag im Rahmen der Versorgung der Bevölkerung. Dieser umfaßt nicht nur die Kinder- und Jugendpsychiatrie, sondern schließt auch die Familien- und Erziehungsberatung ein. Für diesen Bereich gibt es keine separaten Institutionen im Kanton. Hingegen bestehen gleichzeitig Schulpsychologische Dienste und haben sich vornehmlich im Großraum der Stadt Zürich in zunehmendem Maße auch Kinder- und Jugendpsychiater in freier Praxis niedergelassen. In dieser Struktur einer gemeindenahen dezentralen Versorgung ist der KJPD vom Auftrag und seiner Größe her in Europa einmalig.

Der umfangreiche Arbeitsauftrag des Dienstes kann nur aufgrund einer großzügigen Stellenausstattung umgesetzt werden. Insgesamt sind 163 Mitarbeiter im KJPD beschäftigt. Davon sind drei leitende Ärzte, elf Oberärzte, 22 Assistenzärzte, 25 Psychologen und elf Sozialarbeiter. Neben einigen Spezialtherapeuten sind im stationären Bereich auch Erzieher tätig. Hingegen gibt es kein Pflegepersonal. Das Fehlen einer Versorgungseinheit für akute psychiatrische Probleme und Störungen stellt das einzige Defizit dieser Versorgungsstruktur dar. Zwei Stationen für Jugendliche, welche diesem Mangel abhelfen sollen, sind in der Planung. Die Finanzierung dieses umfangreichen Versorgungsnetzes erfolgt nur knapp zur Hälfte aus Krankenkassen-Einnahmen und darüber hinaus über einen jährlichen Staatszuschuß. Mehr als 80% der jährlichen Aufwendungen sind Personalkosten.

Das Angebot für die Bevölkerung umschließt Diagnostik und Therapie für einen breiten Bereich kinder- und jugendpsychiatrischer Störungen sowie von Problemen in Familie und Erziehung. Im therapeutischen Bereich besteht ein differenziertes Angebot, das Psychotherapie, Verhaltenstherapie, Familientherapie, Elternberatung, funktionelle Therapien und Psychopharmakotherapie umschließt. Im Jahre 1989 wurden insgesamt ca. 1400 Patienten in insgesamt etwa 32000 diagnostischen und therapeutischen Sitzungen betreut. Die Organisationsform ist das Team, in dem Ärzte, Psychologen und Sozialarbeiter kooperieren.

Es bestehen umfangreiche Kooperationen mit den verschiedensten Institutionen im Bereich von Medizin, Pädagogik und Jugendhilfe. Hierzu zählen pädiatrische und psychiatrische Kliniken sowie Dienste, Jugendämter, Institutionen der Gerichtsbarkeit, Schulen sowie schulärztliche und frühpsychologische Dienste. Ein weiterer Schwerpunkt liegt im Bereich der Zusammenarbeit mit Kinder- und Jugendheimen, Pflegefamilien, Institutionen für Behinderte sowie logopädischen Einrichtungen. Schließlich bestehen konsiliarische Beziehungen mit Frauen- und Kinderhäusern, Institutionen für die Ausländerbetreuung sowie Elternorganisationen.

Der hohe Anteil von Ärzten, Psychologen und Sozialarbeitern macht aufwendige Investitionen im Bereich der Weiterbildung erforderlich. Dabei sind bestimmte Vorgaben der Facharztausbildung besonders zu berücksichtigen. Im Zentrum der Weiterbildung steht ein kinder- und jugendpsychiatrisches Kolloquium, in dem alle wichtigen Themen des Faches in einer curricularen Organisation unter aktiver Beteiligung der Mitarbeiter erarbeitet werden. Das Kolloquium wird durch Fallkonferenzen und einen regelmäßigen Journal-Club zur Vertiefung theoretischer Kenntnisse ergänzt. Die zweite Säule der Weiterbildung wird durch verschiedene Formen von Psychotherapie-Seminaren gebildet. In mehrsemestrigen Kursen werden vier zentrale Richtungen der Psychotherapie vermittelt: Klientzentrierte Spieltherapie, Verhaltenstherapie, Psychoanalyse und Familientherapie. Assistenzärzte können im Rahmen ihrer zweijährigen Ausbildung jeweils zwei dieser vier Richtungen belegen. Zusätzlich werden Kurse in psychologischer Testdiagnostik für Assistenzärzte gegeben.

Der erfolgreiche Besuch des Kinder- und Jugendpsychiatrischen Kolloquiums, der Psychotherapie-Seminare sowie der Kurse in psychologischer Testdiagnostik ist, neben der klinischen Ausbildung unter Anleitung von Oberärzten, Voraussetzung für die Anerkennung als Spezialarzt für Kinder- und Jugendpsychiatrie und -Psychotherapie. Das Weiterbildungs-Programm wird schließlich durch die individuellen Therapiekontrollen (Supervisionen) ergänzt, die jedem Mitarbeiter in der unmittelbaren Patienten-Versorgung jährlich in einem bestimmten Umfang verfügbar gemacht werden. Zur Finanzierung dient ein von der Regierung des Kantons zur Verfügung gestelltes spezielles Budget. Schließlich wird die Weiterbildung durch regelmäßige Symposien abgerundet, die zu zentralen Themen der Kinder- und Jugendpsychiatrie organisiert werden. Hierzu werden auch Angehörige verwandter Berufsgruppen eingeladen. Bisher sind drei Zürcher Kinder- und Jugendpsychiatrische Symposien durchgeführt worden. Sie befaßten sich thematisch mit interdisziplinären Beiträgen zu Jugendalter, Familiendiagnostik und -therapie sowie unlängst mit Hirnfunktionsstörungen und Teilleistungsschwächen.

Zum Krankengut und einigen besonderen Aspekten in der Kinderneuropsychiatrie

R. Cammann
Abteilung Kinderneuropsychiatrie der Nervenklinik,
Fakultät für Medizin der Universität Rostock

Gegenüber den Erkrankungen im Erwachsenenalter zeichnen sich die meisten neurologischen und psychischen Erkrankungen bzw. Störungen des Kindes- und Jugendalters durch Besonderheiten aus, von denen einige kurz angeführt werden sollen.

– Zunächst gibt es bestimmte Erkrankungsbilder (z. B. die Enzephalitiden), bei denen es in Abhängigkeit vom Stand der zentralnervösen Reifung bei *gleicher Ätiologie* und etwa *gleichem pathologisch-anatomischen Schädigungsmuster* zu einer ganz *unterschiedlichen,* eben *entwicklungsabhängigen Symptomatik* kommen kann. Dies trifft auch für bestimmte psychische Erkrankungen zu: Wenn wir davon ausgehen, daß es endogene Psychosen auch im frühen Schulalter geben kann, so ist festzustellen, daß ihre Manifestation sich ganz erheblich von der des Erwachsenenalters unterscheidet.

– Eine Gruppe von *chronischen Erkrankungen* ist dadurch charakterisiert, daß sie häufig im *Kindesalter beginnt,* wie es z.B. bei einem Großteil der Muskelerkrankungen, Epilepsien und einigen seltenen degenerativen Erkrankungen der Fall ist. Hier ist die möglichst frühe Differenzierung der verschiedenen Erkrankungstypen eine immer ganz wichtige Aufgabe, da die richtige Therapie den Verlauf mit beeinflußt und zum anderen von der rechtzeitigen Aufklärung der Eltern über die Prognose die Betreuungsqualität insgesamt wesentlich mitbestimmt wird.

– In einer ähnlichen Situation, nämlich der Notwendigkeit zur möglichst *frühzeitigen* diagnostischen *Differenzierung,* befinden wir uns bei vielen schon *bei der Geburt bestehenden Schädigungen,* wie z.B. bei den geistigen Retardierungen und den infantilen Zerebralparesen sowie bei den vielfältigen Mißbildungssyndromen.

– *Bestimmte Erkrankungen* bzw. Schädigungen kommen besonders *gehäuft im frühen Kindesalter* vor (z.B. Kleinhirntumoren, Schädel-Hirn-Traumen/apallisches Syndrom) und erfordern daher die besondere Aufmerksamkeit des Kindesneuropsychiaters.

– Schließlich kennen wir die große *Gruppe der entwicklungsspezifischen Störungsbilder* bei Kindern und Jugendlichen, z.B. die Teilleistungsstörungen, das hyperkinetische Syndrom sowie die emotionalen und sozialen Anpassungsstörungen und, etwas herausgehoben, die Eßstörungen, bei denen es sich um originäre kinderneuropsychiatrische Zustandsbilder handelt.

Über die genannten, das Diagnosespektrum eher unterteilenden Aspekte hinaus gibt es übergreifende Gesichtspunkte, die in der Kinderneuropsychiatrie eine wichtige Rolle spielen. Das betrifft insbesondere die praktische ärztliche Tätigkeit auf neurologischem *und* psychiatrischem Gebiet. Zwar gibt es auch im Erwachsenenalter Erkrankungen, bei denen deren organische und psychische Seite nur schwer getrennt werden kann, z.B. bei den hirnorganischen Psychosyndromen, den Epilepsien und nicht zuletzt bei den Zephalgien. Ebenso ist jeder mit der Erfahrung vertraut, daß sich auch eine Enzephalitis, eine Lähmung oder eine Muskelerkrankung bei einem Patienten auf dessen Leben und Erleben nachhaltig auswirken können. Die Verquickung von Neurologischem und Psychischem ist im Kindes- und Jugendalter aber besonders eng und schwerwiegend. Hier kommt es zum unmittelbaren Einwirken auf weiterlaufende Prozesse der geistigen und psychischen Entwicklung, so daß die entstehende Persönlichkeit nachhaltig und tiefgehend ungünstig beeinflußt werden kann. Schon die Interaktion zwischen psychosozialen und biologischen Risiken *ohne*

Krankheitswert und ihre Rolle bei der Entstehung von psychischen Störungen sind zum Teil erheblich und heute jedem geläufig. Wird schließlich ein Kind mit einem Rückenmarkstumor von einem Arzt behandelt, der auch über ein fundiertes psychiatrisches Wissen verfügt, so ist das nicht nur sehr günstig für den kleinen Patienten, sondern es dürfte sich darüber hinaus segensreich auf die Arbeit mit den Eltern auswirken.

Aus dem Gesagten sollte augenscheinlich werden, daß der Erwerb von Kenntnissen und Fähigkeiten auf neurologischem *und* psychiatrischem Gebiet im Kindes- und Jugendalter von zentraler Bedeutung ist und zwar unabhängig davon, wo beim einzelnen in dessen späterer praktischer Tätigkeit die Spezialinteressen liegen.

Literatur beim Verfasser.

Zur Neuropädiatrie in Rostock

Krankengut und spezielle Aspekte

E. Rohmann
Kinderklinik, Universität Rostock

Am Beispiel der Abteilung für Neuropädiatrie der Universitäts-Kinderklinik Rostock soll auf einige inhaltliche Aspekte der Arbeit hingewiesen werden.
Die Abteilung umfaßt folgende Bereiche:

- Stationär: 46 Betten, das EEG-Labor mit ca. 1800 Ableitungen pro Jahr und ein Liquorlabor.
- Ambulante Betreuung: Anfallsambulanz mit 350 Patienten, säuglingsneurologische Sprechstunde, Sprechstunde für Entwicklungsdiagnostik/Entwicklungsrehabilitation (Frühförderung), Physiotherapie.

Am Beispiel einer Jahresanalyse wird auf die wichtigsten Erkrankungen hingewiesen.
Im Jahre 1989 wurden im stationären Bereich 885 Patienten betreut. Davon waren nur 397 Fälle (42,6%) neuropädiatrische Erkrankungen. Die Abteilung ist somit auch für andere pädiatrische Erkrankungen offen.
Unter den wichtigsten neuropädiatrischen Diagnosen gab es 1989 folgende Altersverteilung:

Alter	n
0–3 Jahre	133
4–6 Jahre	76
> 6 Jahre	104

209 Patienten (65,9%) befanden sich im Vorschulalter.

Es dominierten folgende Diagnosen:
Epilepsie 123, V. a. Epilepsie (nicht bestätigt) 15, Infektkrämpfe 55, synkopale Anfälle 5, Hydrozephalus 24, Dandy-Walker-Syndrom 1, Zerebralparesen 17, zentrale Koordinationsstörung 13, Enzephalitis 6, bakterielle Meningitis 22, abakterielle Meningitis 19, Lyme Borreliose 2, kon. Toxoplasmose 6, Hirntumoren 11, Zephalgien 12, tuberöse Hirnsklerose 1, Mikrozephalus 5, apallisches Syndrom 1, Gefäßprozeß 3, Myelomeningozele 3, spinale Muskelatrophie 1, Down-Syndrom 1, Rötelnembryopathie 2, komplexe Mißbildung 2, Prader-Willi-Syndrom 1, Dysmorphiesyndrome 10, Hirnabszeß 1, psychomot. Retardierung 6.

In einer 12-Jahres-Analyse (1967–1979) wurden ähnliche Häufigkeitsverteilungen der Diagnosen gesehen (6).

Im Bereich der Entwicklungsrehabilitation wurden 1989 insgesamt 87 Familien betreut. Physiotherapeutisch werden die Patienten individuell nach Bobath und/oder Vojta behandelt. In der säuglingsneurologischen Sprechstunde werden alle entwicklungsgefährdeten Kinder kontrolliert. Bei Entwicklungsstörungen erfolgt eine Komplexbetreuung in einer gesonderten Sprechstunde.

Unter den akuten Erkrankungen bereitete das Waterhouse-Friderichsen-Syndrom der Abteilung in den letzten Jahren ernste Probleme. An einer Übersicht über die Meningitis purulenta von 1970 bis 1988 wird am Beispiel von 253 Patienten auf spezielle Aspekte hingewiesen.

Erregerverteilung:
Neisseria meningitidis	(n = 80; 28,8%)
Haemophilus influenzae	(n = 46; 16,5%)
Streptococcus pneumoniae	(n = 22; 8,0%)
Varia-Gruppe	(n = 32; 11,5%)

Von 25 Patienten mit einem Waterhouse-Friderichsen-Syndrom überlebten drei Kinder. In diesen Fällen wurde die Nebennierenrindenblutung sonographisch gesichert.

Die Letalität der eitrigen Meningitis liegt in unserem Krankengut gewissermaßen vor der Cephalosporin-Ära bei 7,1%. Eine klinische

Heilung zeigten 76,3% der Kinder. In 16,6% lagen Defektheilungen vor. Die Ergebnisse fügen sich gut in die Daten der Literatur ein (1, 2, 3, 4, 6, 7).

Auf wissenschaftlichem Gebiet wurden in den zurückliegenden Jahren folgende Themen bearbeitet: EEG und Intoxikationen, EEG und Dialyse, echoenzephalographische Untersuchungen, Longitudinalstudien bei Risikokindern, Entwicklungsfragen und Frühförderung, Rett-Syndrom, Lyme Borreliose, entzündliche Erkrankungen des ZNS, Anfallsleiden, Hydrozephalus u.a.

Durch eine Arbeitsteilung zwischen der Kinderneuropsychiatrie und Neuropädiatrie konnten die Betreuungsfragen generell flächendeckend und komplikationslos gelöst werden.

Innerhalb der stationären Pädiatrie ist für uns der Kinderneuropsychiater bei Psychosyndromen im Rahmen chronischer Erkrankungen (onkologische Patienten, Kinder im chronischen Dialyseprogramm) ein besonders wertvoller Kooperationspartner.

Bei Patienten mit dominierenden psychischen Symptomen erfolgt generell eine Überweisung zur Kinderneuropsychiatrie.

In der Neuropädiatrie werden in der Regel alle akuten und chronischen Krankheitsbilder mit einer neurologischen Symptomatik behandelt. Die Altersverteilung in unserem Krankengut weist vorwiegend Kinder vom 1. – 6. Lebensjahr aus.

In der Betreuung des chronisch kranken Kindes braucht jedes Kind sowie die Eltern einen ständig begleitenden Arzt des Vertrauens, der sich für alle Probleme des Kindes verantwortlich fühlt. Diese Funktion muß der Neuropädiater zukünftig auch unter dem Aspekt der zunehmenden interdisziplinären Kooperation übernehmen (Genetik, Chirurgie, Neurochirurgie, Ophthalmologie, HNO-Klinik, Stomatologie etc.). Die Betreuung akuter Krankheitsbilder setzt einen guten personellen und apparativen Standard voraus. In diesem Bereich werden die Unterschiede in der Aufgabenstellung zur Kinderneuropsychiatrie und der Sozialen Pädiatrie erkennbar. Trotz aller Tendenzen der Abgrenzung wird man zukünftig nur durch eine gute Zusammenarbeit eine optimale Betreuung erreichen.

Literatur

1 Guggenbichler HM (1982) Die eitrige Meningitis im Kindesalter. Klinische Präsentation und Verlauf bei verschiedenen Keimen. Pädiatr Pädol 17:13–41
2 Guggenbichler HM (1989) Die Behandlung der eitrigen Meningitis im Kindesalter. Pädiatr Pädol 24:3–19
3 Handrick W, Epencker FB, Braun W, Rieske K, Lietz R, Springer W, Wässer St (1988) Pneumokokken-Infektionen im Kindesalter – Meningitis, 2. Mitt.: Diskussion des Berichts über 58 Erkrankungen und Literaturübersicht. Pädiatr Grenzgeb 27:287–294
4 Isenberg H (1989) Teil 1: Diagnostische und differentialdiagnostische Kriterien der bakteriellen Meningitis im Kindesalter. Soz Pädiatr Prax Klin 11:245–251;
Teil 2 (1989) Prognose und therapeutisches Vorgehen bei bakterieller Meningitis im Kindesalter. Soz Pädiatr Prax Klin 11:318–324
5 Külz J, Rohmann E, Hobusch D (1990) A study on the Rett syndrome in the GDR. Brain & Development 12:37–39
6 Külz J, Ulbrich H (1982) Die Entwicklungstendenzen des neuropädiatrischen Krankengutes an der Universitäts-Kinderklinik Rostock. Pädiatr Grenzgeb 20:59–68
7 Strohmaier H, Helwig H (1987) Therapie der bakteriellen Meningitis. Ergebnisse einer bundesweiten Umfrage. Pädiatr Prax 35:235–342
8 Strohmaier H, Helwig H (1987) Therapie der bakteriellen Meningitis 1985. Ergebnisse einer bundesweiten Umfrage. Mschr Kinderheilkd 135:658–660

10 Jahre Kinder- und Jugendpsychiatrie im Kinderhospital Osnabrück

Möglichkeiten und Grenzen eines umfassenden Versorgungsauftrags

H. Trappe
Abteilung für Kinder- und Jugendpsychiatrie, Kinderhospital Osnabrück

1979 entstand im Kinderhospital Osnabrück die Abteilung für neurologische und psychische Erkrankungen im Kindes- und Jugendalter. Es war eine Abteilung mit umfassendem Versorgungsauftrag in einer Kinderklinik bewußt gewählt worden. Ursprünglich sollte auch eine jugendpsychiatrische Abteilung und zwar in Anlehnung an die Erwachsenenpsychiatrie des Landeskrankenhauses in Osnabrück entstehen. Obwohl die finanziellen Möglichkeiten von vornherein sehr begrenzt waren, entstand eine modellhafte Einrichtung mit guten Arbeitsmöglichkeiten. Die insgesamt 32 kinder- und jugendpsychiatrischen Betten neben 105 pädiatrischen Betten wurden im Kinderhospital auf vier kinder- und jugendpsychiatrische Therapiestationen verteilt. Die Stationen wurden jeweils mit acht Mädchen und Jungen unterschiedlichen Alters und mit unterschiedlichen Störungsbildern belegt, speziellere Aufgabenbereiche ergaben sich für die Jugendlichengruppe und für die neuropsychiatrische Station. Die räumliche Aufteilung der Therapiestationen, die Auswahl des Mobiliars, die Gestaltung eines großzügigen Spielgeländes, dies alles ließ den großen Unterschied kinderpsychiatrischer Arbeit im Vergleich zur Kinderklinik deutlich werden. Es konnten auch gute personelle Voraussetzungen mit den zuständigen Krankenkassen ausgehandelt werden. Im heilpädagogisch-therapeutischen Bereich entstanden Sensomotorik, Psychomotorik, Schwimm- und Reittherapie, Werktherapie und Sprachheilbehandlung. Die Schule mit zunächst drei Lehrkräften bot Unterricht auf der Station, aber auch in eigenen Klassenräumen an. Über die kassenärztliche Zulassung konnte eine Vor- und Nachschaltambulanz ermöglicht werden.

Entwicklungen innerhalb der Abteilungen und um die Abteilungen herum haben inzwischen zu völlig neuen Strukturen und Aufgabengebieten geführt, die eine wertvolle Herausforderung sind, aber wo auch die Gefahr der Überforderung gesehen werden muß.

Sowohl im stationären als auch im ambulanten kinder- und jugendpsychiatrischen Bereich ist der Andrang so groß geworden, daß wir trotz 300 stationär behandelter Patienten und mehr als 1000 ambulant behandelter Kinder- und Jugendlicher/Jahr Wartezeiten haben und mit mehr als 40% Notaufnahmen dem Andrang kaum gewachsen sind. Wir benötigen dringend einen Intensivbereich, wo selbstgefährdete und fremdgefährdete Kinder mit schwersten emotionalen Störungen angemessener behandelt werden können. Auch die Behandlungsmöglichkeiten für die Jugendlichen sind unzureichend; ohne uns von diesem Aufgabenbereich trennen zu wollen, erscheint der Aufbau eines erweiterten Jugendlichenbereiches auch in Zusammenarbeit mit dem Landeskrankenhaus für Erwachsene dringend notwendig. Die Institutsambulanz ist bei einem umfassenden Versorgungsauftrag der kassenärztlichen Verantwortung des niedergelassenen Arztes vorzuziehen.

Abbildung 1 zeigt, daß kinder- und jugendpsychiatrische Arbeit eine zunehmende Spezialisierung des Fachbereiches erfordert (Psychosomatik, Psychotherapie, Neuropsychiatrie, umfassende Heilpädagogik, Beschäftigungstherapie, sozialpsychiatrische Aufgaben und Notfalldienst). Die sozialpsychiatrische Sprechstunde in Zusammenarbeit mit Land- und Stadtgemeinden kann eigentlich nur durch ein mobiles sozialpsychiatrisches Team sinnvoll tätig werden.

In den vergangenen zehn Jahren ist eine Fülle von Konsilaufgaben in der Kinderklinik entstanden (siehe Abbildung 1). Der große Zeitaufwand konsiliarischer Tätigkeiten in unserem Fachbereich wird nicht immer von den kinderärztlichen Kollegen und von der Verwaltung des Hauses in angemessener Weise gewürdigt. Kinderärzte müssen besser psychosomatisch und psychotherapeutisch ausgebildet sein. Inzwischen ist eine eigenverantwortliche neuropädiatrische Abteilung im Kinderhospital entstanden mit eigener umfassender Ambulanz. Die Fachgebiete sind nach wie vor miteinander eng verknüpft und bereichern sich. Dem Kinder- und Jugendpsychiater darf durch eine solche Entwicklung neurologisches Grundwissen nicht verlorengehen.

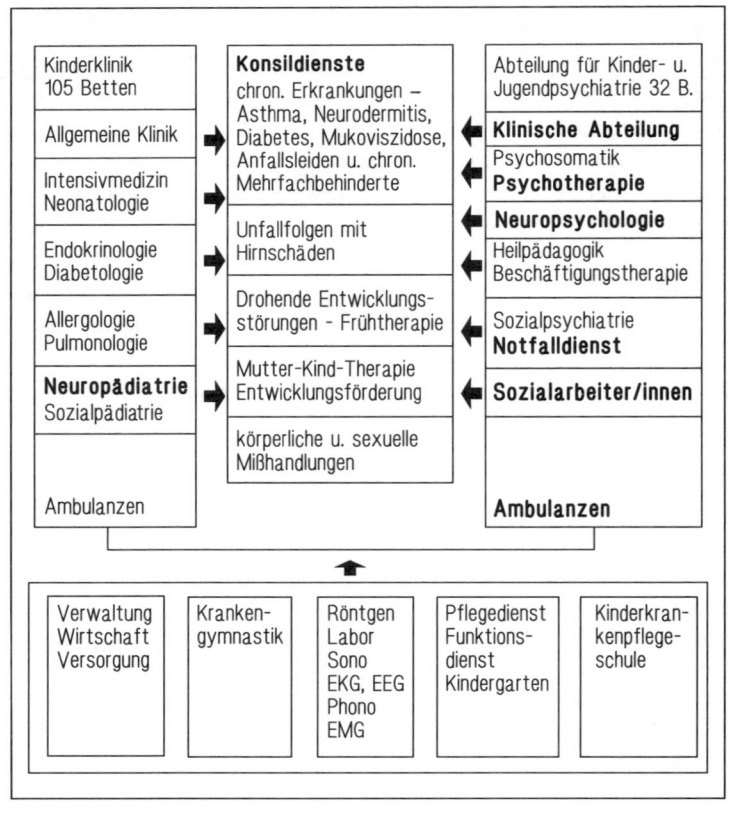

Kinderklinik 105 Betten	**Konsildienste** chron. Erkrankungen –	Abteilung für Kinder- u. Jugendpsychiatrie 32 B.
Allgemeine Klinik →	Asthma, Neurodermitis, Diabetes, Mukoviszidose,	← **Klinische Abteilung**
Intensivmedizin Neonatologie →	Anfallsleiden u. chron. Mehrfachbehinderte	Psychosomatik ← **Psychotherapie**
Endokrinologie Diabetologie →	Unfallfolgen mit Hirnschäden	← **Neuropsychologie**
		Heilpädagogik Beschäftigungstherapie
Allergologie Pulmonologie →	Drohende Entwicklungs- störungen - Frühtherapie	← Sozialpsychiatrie **Notfalldienst**
Neuropädiatrie Sozialpädiatrie →	Mutter-Kind-Therapie Entwicklungsförderung	← **Sozialarbeiter/innen**
	körperliche u. sexuelle Mißhandlungen	
Ambulanzen		Ambulanzen

| Verwaltung
Wirtschaft
Versorgung | Kranken-
gymnastik | Röntgen
Labor
Sono
EKG, EEG
Phono
EMG | Pflegedienst
Funktions-
dienst
Kindergarten | Kinderkran-
kenpflege-
schule |

Abbildung 1. Kinderhospital Osnabrück. Träger: Kinderhospital-Verein zu Osnabrück; Vorsitzender: Dipl.-Ing. H. Echterhoff-Hammerschmid.

Chancen und Möglichkeiten für unsere Arbeit in den vergangenen zehn Jahren sind wertvoll, vielleicht auch modellhaft gewesen.

Heute in angemessener Weise die Grenzen zu benennen, ist auch für die Zukunft wichtig. Bei allen ehrgeizigen Erwartungen an uns und unseren Fachbereich und allen notwendigen Vervollkommnungsbemühungen in der Abteilung selbst darf eine wesentliche psychiatrische Aufgabe nicht aus den Augen verloren werden:

Den Kindern und Jugendlichen einen emotional angemessenen Lebens- und Lernrahmen in einem emotional tragfähigen Klinikbereich anzubieten, der es ihnen ermöglicht, Lebenskonflikte bewältigen zu lernen.

Die kinderneuropsychiatrische Station in der Kinderklinik

Ein Erfahrungsbericht

G. Müller
Kinderklinik der Kliniken Hubertusburg, Wermsdorf

Obwohl sich die Kinderkliniken in den östlichen Bundesländern zunehmend als integrative Einrichtungen für alle kranken Kinder verstehen, ist die Kinderneuropsychiatrie (KNP) noch nicht selbstverständlich eingegliedert.

Dieser Mangel führt bei vielen Kinderärzten zu ungenügender Ausbildung für kinderneuropsychiatrische Fragestellungen und fördert Berührungsängste. Ein unnötiger Abstand resultiert, und komplizierte Wege für Kinder und Eltern oder auch Abtun der vorgetragenen Beschwerden sind Folgen des ungenügenden Verständnisses.

Derzeit sind kinderneuropsychiatrische Einrichtungen für akute und chronische Störungen überwiegend in Landes- und Hochschulkliniken angesiedelt.

Am Beispiel einer 60-Betten-Kinderklinik wird über die Erfahrungen mit einer kinderneuropsychiatrischen Station im Rahmen der Basisbetreuung berichtet. Die Kinderklinik ist Bestandteil einer großen Landesklinik mit etwa 1000 Betten. Sie umfaßt neben allgemeinpädiatrischer Betreuung auch Neonatologie und Infektion. Eine Station mit 25 Betten ist für kinderneuropsychiatrische Aufgaben bestimmt. Davon werden ca. fünf Betten auch variabel mit internen Fällen belegt. Der Einzugsbereich in der KNP umfaßt etwa eine Bevölkerung von 250000 Bewohnern.

Die ursprünglich neuropädiatrisch konzipierte Station wurde im östlichen Bereich des Bezirkes Leipzig zusammen mit einem kinderneuropsychiatrischen Krankenhaus eingegliedert. Es werden ca. ein Drit-

tel neurologische Erkrankungen, insbesondere Anfallsleiden, Lähmungen und ca. zwei Drittel psychiatrische Erkrankungen (Verhaltensstörungen, Schulprobleme, Retardierung) bei einem Durchgang von ca. 350 Kindern pro Jahr behandelt.
Es gibt keine Altersbegrenzung. Oft werden schon Kinder nach der neonatalen Phase übernommen. Die breite Alterspalette soll eine familienähnliche Struktur ermöglichen. Eine heimatnahe Betreuung ergibt sich durch die Zuständigkeit für die Nachbarkreise. Die einweisenden Ärzte sind Kinderärzte und Kinderneuropsychiater. Zum Teil werden auch Kinder aus dem eigenen Dispensaire aufgenommen.
Wir verstehen die stationäre Betreuung nur als Teil der Gesamtbetreuung. Die Liegezeiten sind relativ kurz. Aufenthalte, die länger als ein viertel Jahr dauern, sind die Ausnahme. Ziele sind vorübergehende Milieutreuung zur Stabilisierung, Krisenintervention und ausführliche Diagnostik.

Neben einem Kinderneuropsychiater und einer langjährigen Stationsärztin sind Pädagogen und Physiotherapeuten eng in die Behandlungsstrategie einbezogen. Die psychologische Betreuung erfolgt überwiegend im Gesamthaus. Ein enger Kontakt zur Ortsschule und zu einem Kinderheim besteht. Das kinderneuropsychiatrische Dispensaire wird in Personaleinheit betrieben.

Wir sehen die Vorteile unseres Vorgehens in der Integration der Gesamtkinderklinik mit kindgerechtem Milieu. Die Schwestern als Träger der Gesamtbetreuung sind zum Teil als Fachschwestern ausgebildet und durch ständige Fortbildung und regelmäßige Dienstbesprechungen in den Betreuungsprozeß eng einbezogen.
Grenzen der Betreuung ergeben sich immer wieder durch aggressive und stark hyperkinetische Kinder. Dieses Problem steht sicher in jeder KNP.

Überweisungen zur Maximalversorgung sind nur in wenigen Fällen nötig. Der Prozentsatz liegt bei etwa 1 bis 2%.

Die Hauptformen der Behandlung sind individuelle Gespräche, Elternseminare, physiotherapeutische Maßnahmen, der pädagogische Prozeß, Musiktherapie und medikamentöse Hilfe.

Die Integration der KNP in der Kinderklinik ist eine logische Folge des Bemühens der Kindermedizin um das ganze Kind. Eine Etikettierung unterbleibt, und die Fortsetzung der Integration auch im stationären Milieu erlaubt ständig den Maßstab des Normalen und die Eingliederung in die Gesamtgesellschaft. Wir meinen, daß diese Form auch ökonomisch als Basisbetreuung akzeptabel ist.

Kinderpsychiatrische Patienten im stationären Bereich

Diagnostik, Therapie und Prognose

W. Kinze und *H. Bachmann*
BFKH Lübben

In den vorausgegangenen Beiträgen ist bereits Wesentliches zu Diagnostik und Therapie gesagt worden, so daß ich eher eine Art von Katamnese versuchen und ihr einige kathartische Elemente abgewinnen möchte.

Ein wesentlicher Teil der zur kinderpsychiatrischen Therapie eingewiesenen Kinder hatte Schwierigkeiten, mit den streng normierten Anforderungen des einheitlichen sozialistischen Bildungssystems zurechtzukommen. Das Prinzip der »Einheitlichkeit« erschöpfte sich darin, ein durchgehendes System gleichbleibender Erziehungsziele zu installieren, das sich als »roter Faden« vom Kindergarten über die Schule bis zur Universität hinzog und davon lebte, sich seine Erfolge selbst zu bestätigen, ohne sie an den Realitäten zu messen. In der pädagogischen Praxis behinderten die »präzisierten Lehrpläne« Möglichkeiten zu individuell angepaßter Förderung. In diesen starren Plänen und Vorschriften war der ursprüngliche Gedanke von Einheitlichkeit und Chancengleichheit im Bildungssystem zu Formen geronnen, die zu geistiger Nivellierung und angepaßter Bravheit verurteilten.

Dabei war schon seit vielen Jahren durch Einrichtung von Spezialschulen für Sport, Musik, Sprachen und Naturwissenschaften de facto der Tatbestand anerkannt worden, daß die Kinder mit unterschiedlichen Voraussetzungen in den pädagogischen Hürdenlauf gehen. Für das Gros der Schüler blieb jedoch das Einheitlichkeitsverdikt bestehen – unabhängig von ihren Leistungsvoraussetzungen.

Damit wurde der Problemschüler zum Störfall, den es zu »entsorgen« galt. Hier konnte in vielen Fällen auch kinderpsychiatrisch geholfen werden, wobei sich – abhängig vom Ausmaß der gegenseitigen Vorurteile – durchaus konstruktive Möglichkeiten der Zusammenarbeit im Interesse des Kindes ergaben. Die kinderpsychiatrischen Konzepte der leichten frühkindlichen Hirnschädigung bzw. der Teilleistungsstörungen erhielten neben ihrem erklärenden Wert häufig auch eine den Pädagogen entlastende »Alibi-Funktion«.

Generelle Änderungen am System waren damit jedoch nicht erreichbar, man laborierte am Detail, vermied Grundsatzdiskussionen und paßte sich an. Die kleine Schar der Kinderpsychiater kannte einander und wußte nicht nur, wer sich wo angepaßt und wer sich wo verweigert hatte, sondern kannte oft auch die Motive. Und die waren vielfach von so individuellen Konstellationen bestimmt, daß ein urteilendes Einteilen in »Gekaufte« und »Nichtkäufliche« die Wahrheit nicht trifft. Hier wird neben der Pflicht zu persönlichem Aufarbeiten auch das Recht auf den eigenen Fehler einzuklagen sein, und dies in kollegialer Redlichkeit. Wollen wir hoffen, daß dabei nicht nostalgische Schönfärberei und selbstgerechte Verdrängungen dominieren, sondern ehrliches Bestreben um kritische Analyse. Das unter diesen Bedingungen gewachsene kinderpsychiatrische Wissen um »Anpassung« und »Anpassungsstörungen« sollte nicht gering geschätzt werden, auch wenn es in vielem neu zu akzentuieren ist.

Kinderneuropsychiatrischer Konsiliardienst im Kinderkrankenhaus

R. Döll und *G. Wiggers*
Neuropsychiatrisches Dispensaire für Kinder und Jugendliche, Berlin

Was macht der ambulante Kinderneuropsychiater im Kinderkrankenhaus?

Dieser Frage soll der Beitrag anhand einer 5-Jahres-Analyse der Jahre 1985 bis 1989 nachgehen.
Der Einzugsbereich des Kinderkrankenhauses umfaßte im genannten Zeitraum zwei Berliner Stadtbezirke mit etwa 170000 Einwohnern. Die Inanspruchnahme des Kinderneuropsychiaters stieg von 1,38% der stationären Neuzugänge 1985 auf 6,8% im Jahr 1989 (n = 304). Das Durchschnittsalter der vorgestellten Kinder betrug 5,3 Jahre, das der Jungen 5,0, das der Mädchen 5,5 Jahre.
52% der vorgestellten Kinder waren Jungen, 48% Mädchen. Zur Altersgruppe 0 bis 1 Jahr gehörten 11% der Kinder, die 1- bis 7jährigen umfaßten 46%, im Schulalter bis 14 Jahre standen 39%, 5% waren 14 Jahre und älter.

Bei den Vorstellungsindikationen stehen die Anfallsleiden (47%) ganz im Vordergrund, wobei die unkomplizierten Fieberkrämpfe in der Regel nicht dem Kinderneuropsychiater vorgestellt wurden. Vorstellungsgründe waren hingegen: DD epileptische versus nichtepileptische Anfälle, Auffälligkeiten im Neurostatus, Herdbefunde im EEG, antiepileptische Medikation. Aber auch schulische Leistungs- und Verhaltensprobleme bei bestehendem Anfallsleiden waren Anlaß für die neuropsychiatrische Vorstellung.

Unter den *neurologischen Vorstellungsindikationen* (19%) fanden sich: Verdacht auf Meningoenzephalitiden, Verdacht auf intrakranielle

Raumforderung, fragliche Komplikationen bei Zustand nach Schädel-Hirn-Trauma, im Säuglingsalter der Verdacht auf Hygrome bzw. Hydrocephalus internus. Unter den Erkrankungen des peripheren Nervensystems dominierten mit immerhin 2% am Gesamtpatientengut die peripheren Fazialisparesen.

Psychiatrische Vorstellungsindikationen (13%) stellten zunächst Bewußtseinsstörungen und Durchgangssyndrome einschließlich ihrer Differentialdiagnose dar, auch hier wären Meningoenzephalitiden, intrakranielle Raumforderungen, Zustände nach SHT, aber auch Intoxikationen (als Unfall oder Suizidversuch) zu nennen. Erst in zweiter Linie waren die sogenannten Kinderfehler oder Fehlhaltungen, wie Jactationes, Enuresis oder Enkopresis der Anlaß für die Vorstellung.

Entwicklungsstörungen (13%) als Vorstellungsindikation spielten vor allem im Säuglings- und frühen Kleinkindalter eine Rolle. Dabei waren neben der neurologischen Entwicklungsdiagnostik auch psychosoziale Retardierungen abzuklären und jeweils die entsprechenden diagnostischen und therapeutischen Weichen zu stellen.

Unter den *psychosomatischen Symptomen bzw. Störungen* (8%) standen die Kopfschmerzen im Vordergrund, seltener wurden Kinder mit organisch nicht erklärbaren Bauchschmerzen, mit einem Hypertonus oder mit einer anorektischen Symptomatik vorgestellt.

Kinder-Neuropsychiatrie

Einzelfragen: Psychiatrie

Die Bedeutung der frühen Mutter-Kind- und Vater-Kind-Beziehung für die physische Gesundheit

P. Witzel
Bezirksnervenklinik Hildburghausen

Worüber ich zu Ihnen sprechen möchte, ist die einzigartige, individuell ausgestaltete, unwiederholbare und nicht nachholbare oder gar künstlich oder bewußt-gewollt herstellbare und damit unverwechselbare Beziehung zwischen Mutter, Vater und Kind, die auch innerhalb einer Familie mit mehreren Kindern nie gleich, nicht austauschbar und von daher immer etwas Besonderes ist.

Diese Beziehung hat zum einen Rückwirkungen auf alle beteiligten Personen in einem Ausmaß, das wir noch gar nicht genügend kennen und einschätzen können, und zum anderen Auswirkungen auf das individuelle Leben des betroffenen Kindes und späteren Erwachsenen, die alle weiteren Beziehungen zu anderen Menschen beeinflussen, und zwar in positiver oder negativer Hinsicht, je nachdem, wie diese konkrete frühe Beziehung erlebt oder durchlitten wurde. Was hat es mit dem Wort »früh« auf sich? Wann ist der Beginn, und wann endet diese Beziehung?

Sie beginnt vor der Geburt, ja vor der Zeugung, vor der Aufnahme sexueller Beziehungen, vor Beginn der Partnerschaft der Eltern, etwa in deren früher Beziehung zu den Eltern und wiederum deren Eltern zu ihren Eltern über Generationen hinweg; sie ist auch nie zu Ende, weil sie über Generationen hinweg weiterwirkt, wenn auch gleichsam in einer Art Verdünnungsreihe.

Der Mensch ist ein vielschichtiges Wesen, das handelt, denkt und fühlt: Bisher standen in unseren Breiten überwiegend Entwicklungskonzepte im Vordergrund, die sich mit der Entwicklung des Handelns und Denkens beschäftigten, verhaltens- bzw. kognitionspsychologische Konzepte, die den emotionalen, den Gefühls- und Beziehungsbereich zwar nicht ganz ausklammerten, aber doch weitgehend in seiner Bedeutung vernachlässigten: Ich spreche von den dynamischen, emotionalen, beziehungsanalytischen, tiefenpsychologischen, existenzanalytischen und ich-psychologischen (humanistischen) Konzepten.

Während in früheren Jahren die Mutter-Kind-Beziehung im Vordergrund stand oder scheinbar ausschließich gesehen wurde, gewinnt die Bedeutung der Vater-Kind-Beziehung zunehmend an Beachtung.

Am bedeutsamsten scheint mir das *Mahlersche* Entwicklungskonzept zu sein, ohne die anderen Konzepte abwerten zu wollen, vor allem nicht den genialen Entwurf des »Lebenszyklus« von *Erikson,* der auch die übrigen Lebensphasen, einschließlich des Alters, miteinbezieht. Das *Mahlersche* Konzept scheint mir u.a. deswegen so bedeutsam, weil es gerade die sogenannten frühen Störungen zu erklären hilft, zur Klärung des Autismus, des pathologischen Narzißmus sowie der endogenen Psychosen beiträgt.

Aber schon vor der Geburt spielen sich Prozesse in der Mutter-Kind-Beziehung ab (es gibt also keine tabula rasa!), die ganz wesentliche Vorläufer des Urvertrauens und so der Grundstein sind für Freude am Leben, Kreativität, Lebenskraft, selbstverantwortliches, aktives Angehen von Problemen. In dieser ersten Beziehung liegt das Urmuster all unserer späteren Hoffnungen, Ängste und Wünsche. Es entsteht eine symbiotische Dual-Einheit zwischen Mutter und Kind, die nach der Geburt über die normale autistische Phase in die symbiotische Phase mit der Mutter-Kind-Dyade als dialogische Beziehung und schließlich in der Ablösungsphase in die Vater-Mutter-Kind-Triade übergeht.

Auf der Höhe der symbiotischen Phase kommt es mit Hilfe des wechselseitigen Spiegelmechanismus zur Abgrenzung des Selbst vom »Äußeren«, dem bis dahin sehr wichtigen Hilfs-Ich der Mutter, zur Ausbildung eines Vor-Ich mit unbestimmtem Körperbewußtsein bis hin zum Ich, das sich zunächst noch abhängig, aber (ab 2. Hälfte des

1. Lebensjahres) schließlich zunehmend eigenständiger erlebt. Die Berührung des Kindes durch die Mutter und der gegenseitige Blickaustausch fördern einerseits den Prozeß der Abgrenzung, während andererseits Wohlbehagen aus der sicheren Verankerung resultiert; gleichzeitig entwickelt sich Lust an äußerer Wahrnehmung durch Sehen und Schauen, Hören und Lauschen. Der erste und zweite Organisator der Psyche nach *Spitz,* das erste Lächeln und schließlich das Fremdeln oder die 8-Monats-Angst, sind in dieser Periode bedeutsam.

Nach der Übungsphase mit der sensorischen Wahrnehmung, der motorischen Integration und dem Erwerb der Fortbewegungsfähigkeit folgen die Ablösung und schließlich die Wiederannäherung bzw. die Wiederannäherungskrise, die beide von der Mutter (mit Hilfe des Vaters!) angstfrei bewältigt werden müssen, zur bezogenen Individuation und zum Erwerb konstanter und tragfähiger Objektbeziehungen. In diese Phase fallen der Erwerb eines Gefühls von Autonomie gegen Scham und Zweifel nach *Erikson* sowie der 3. und 4. Organisator der Psyche, das Nein- und schließlich das Ich-Sagen nach *Spitz,* die Ich-, Über-ich- und die Gewissensbildung, die Integration aggressiver und sexueller Impulse und Triebkräfte, besonders auch die Herausbildung des Körper-Ich. Durch die Libidisierung der Muskulatur, der Sprache, der Körperfunktionen, einschließlich der Ausscheidungsfunktionen, kommt es zur Entwicklung einer positiven Einstellung zum eigenen Körper, zu einem positiven Lebensgefühl, zu Selbstbeherrschung und -kontrolle, aber auch zu freier Verfügbarkeit, zu verantwortungsvoller Lebensbewältigung, zur Bildung eines ausgewogenen Verhältnisses von Liebe und Haß, von Kooperationsfähigkeit und Willensstärke, von freiem Selbstausdruck und Selbstzurücknahme, von Nähe und Distanz.

Aus einem Gefühl der Selbstkontrolle ohne Verlust der Selbstachtung entsteht ein bleibendes Gefühl von Autonomie. Die Motorik dient auch zur Aufrechterhaltung der inneren Stabilität und des Identitätsgefühls.

In diese Periode fällt (im pathologischen Fall) die Entwicklung der zwanghaften, phobischen und hysterischen Neurosen, der Tics, des Stotterns und anderer neurotischer Störungen.

Als Abschlußsatz fiel mir jener von *Wilhelm Reich* ein:

»Der einzig legitime Grund, ein Kind zu bekommen, ist die Freude am eigenen Leben« – und ich ergänze: die ich ihm mitteilen und dann mit ihm teilen kann!

Literatur beim Verfasser.

Das klinische Hilfsschulinternat im kinderpsychiatrischen Fachkrankenhaus

Ch. Anstock und *D. Herrmann*
Kinderpsychiatrisches Fachkrankenhaus, Bad Reiboldsgrün

Verschiedene Beiträge zur Problematik der verhaltensgestörten, lernschwierigen Kinder befaßten sich mit dem normalintelligenten, verhaltensgestörten, hirnorganisch leistungsgeminderten Schüler. Der verhaltensauffällige enzephalopathische Hilfsschüler blieb etwas im Hintergrund.

Die pädagogische Konsequenz bestand in der Einrichtung von Internatsschulen, zunächst für verhaltensgestörte POS-Schüler. – Seit 1968/69 ist den Fachkrankenhäusern für Kinder- und Jugendneuropsychiatrie Wechselburg und Bad Reiboldsgrün als gesonderter Leistungsbereich eine klinische Sonderschule zugeordnet. Dazu gehört auf der Grundlage einer vertraglichen Vereinbarung vom 11.5.1972 zwischen den früheren bezirklichen Abteilungen Gesundheitswesen und Volksbildung auch ein klinisches Hilfsschulinternat, in Wechselburg für die Klassenstufen 1–4, in Bad Reiboldsgrün für die Klassenstufen 5–8. Die Klassenfrequenz betrug anfangs bis zu zehn Schüler, in den letzten Jahren durchschnittlich sechs Schüler. Seit 1972 wurden in Wechselburg 227, in Bad Reiboldsgrün 312 Kinder in den Hilfsschulteil aufgenommen. Vorwiegend ging es um eine mehrjährige internatsmäßige Betreuung, möglichst bis zum Schulabschluß, seltener um kurzfristige Behandlungen (Krisenintervention; medikamentöse Neueinstellung). Da die Möglichkeiten des berufsvorbereitenden Unterrichts nicht ausreichen, gab es bei der Berufsberatung verschiedene Unzulänglichkeiten. Einzelne Schüler mußten nach ihrer Ausbildung in den psychiatrisch-rehabilitativen Bereich übernommen und ihm Rahmen der Arbeitstherapie aktiviert werden.

Bei den Aufnahmeindikationen stehen Verhaltensprobleme infolge eines chronischen hirnorganischen Psychosyndroms im Vordergrund, sonst aber entsprechen die Diagnosen durchaus denen einer Beobachtungs- und Behandlungsstation (Therapieresistenz bei zerebralen Anfällen, zerebral bedingte Bewegungs- und Koordinationsstörungen, Zustand nach Hydrozephalus-Ableitungsoperation, zwangsneurotische und Tic-Symptomatik, hyperkinetische Bilder, emotionale Störungen, Aggressivität, Dissozialität, psychotische Akzentuierungen, soziale Indikation). Bemerkenswerterweise kamen die Kinder nahezu vollständig aus dem Familienmilieu; Verlegungen aus einem Hilfsschulheim waren die Ausnahme. Oftmals hatten diese Schüler aufgrund ihrer Verhaltensauffälligkeiten oder Lernstörungen, belastet mit dem Etikett einer »frühkindlichen Hirnschädigung« und im Spannungsfeld Elternhaus-Schule-Jugendhilfe schulisch keine Chance mehr; mehrfach blieb die Kinderpsychiatrie als »letzte Instanz« übrig. Da die örtlichen Hilfsschulen offenbar in nur geringem Maße enzephalopathiebedingtes Verhalten oder eine psychische Fehlentwicklung tolerierten, akzeptierten die Eltern in der Regel eine langfristige Beschulung, Erziehung und Behandlung ihres Kindes in einem kinderpsychiatrischen Fachkrankenhaus.

Die fast 20jährige ärztliche Betreuung dieser klinischen Hilfsschulinternate vermittelte den Beteiligten viele Einblicke in psychopathologische Besonderheiten, Leistungsverhalten, Emotionalität und Denkstrukturen debiler Kinder und Jugendlicher. Die medizinisch-pädagogische Zusammenarbeit lief nicht ohne Schwierigkeiten ab, manche kindliche Fehlreaktionen und Hospitalisierungseffekte wurden durch einseitige (pädagogische) Prinzipien provoziert. Für die außerunterrichtliche Betreuung bieten sich verhaltenstherapeutische und psychotherapeutische Maßnahmen an, die Enzephalopathieproblematik verlangt von vornherein eine konsequente interdisziplinäre Zusammenarbeit. Auf dieser Grundlage sind Überlegungen zur Perspektive des klinischen Hilfsschulinternats möglich.

Kinder-Neuropsychiatrie

Einzelfragen: Neurologie

Zerebro-vaskuläre Krankheiten im Kindesalter unter diagnostischen, therapeutischen und prognostischen Aspekten

H. Klepel
Nervenklinik der Medizinischen Akademie Magdeburg

Innerhalb der letzten zehn Jahre wurden 836 Kinder und Jugendliche im Alter von zwei bis 16 Jahren wegen neurologischer Erkrankungen stationär behandelt. 52 (6,2%) von ihnen hatten eine akute zerebrale Gefäßkrankheit.

Unter den insgesamt 20 angeborenen Gefäßmißbildungen dominierten im Gegensatz zu den Angaben aus der Literatur, die kongenitalen Aneurysmen, die bei zwölf Patienten (60%) vorkamen. Blutungskomplikationen durch arterio-venöse Angiome bestanden bei 81 Patienten (40%). Aneurysmen waren bevorzugt im Bereich des Circulus villisi und Angiome überwiegend im Versorgungsgebiet der Arteria cerebri media lokalisiert.

Bei 28 Kindern und Jugendlichen (87,2%) bestanden zerebrale Infarkte, und bei vier Patienten (12,8%) mit intrazerebralen Blutungen ließ sich angiographisch keine Gefäßmißbildung nachweisen. Alle 28 Patienten mit arteriellen Gefäßverschlüssen hatten eine akute Halbseitensymptomatik, was die Bedeutung von Hemisyndromen bei Gefäßprozessen unterstreicht. Die pathogenetische Klärung der Ursache gelang bei 24 Patienten nicht. In diesen Fällen war aber überwiegend ein fieberhafter Allgemeininfekt vorausgegangen, was die in der Literatur vertretene Annahme entzündlicher, toxischer oder hypoxischer Gefäßwandveränderungen bei Infekten bestätigt.

Zerebrale Infarkte traten bevorzugt im Stammganglienbereich auf.
Zerebrale Infarkte haben eine günstigere Prognose als angeborene Gefäßmißbildungen. Sieben Patienten (35%) mit einer Gefäßmißbil-

dung und zwei Kinder (7,1%) mit einem zerebralen Infarkt sind in der akuten Krankheitsphase verstorben.

Während die diagnostische Klärung von Angiom- und Aneurysmablutungen meist keine größeren Schwierigkeiten bereitet, kann die Differenzierung eines zerebralen Infarktes von Enzephalopathien nicht vaskulärer Ursache und von einer Migraine accompagné schwierig sein, zumal wenige Stunden nach dem akuten Ereignis der computertomographische Befund noch nicht pathologisch sein muß.

Das Landau-Kleffner-Syndrom

H. Todt und *B. Lindner*
Kinderklinik der Medizinischen Hochschule Dresden

Von *Landau* und *Kleffner* wurde 1957 erstmals ein Syndrom einer erworbenen Aphasie mit Epilepsie beschrieben. Bisher sind etwa 140 Fälle publiziert worden. Anhand einer eigenen Beobachtung und vorliegender Literaturmitteilungen soll nachstehend über die Eigenheiten dieses Krankheitsbildes berichtet werden.

Kasuistik

Bei dem jetzt 6 1/2 Jahre alten Mädchen L.K. zeigten sich ab dem 4. Lebensjahr zunehmend Verhaltensauffälligkeiten (Impulsivität, Bewegungsdrang, sprunghaftes Verhalten). Innerhalb von drei bis vier Wochen kam es im September 1989 (5 1/2 Jahre alt) zu einem völligen Sprachzerfall. Die stationäre Untersuchung in unserer Klinik ergab bis auf den EEG-Befund (linksbetonte bitemporale einzelne oder gruppierte »sharp waves« und »spikes«) keine Abweichungen von der Norm. Im Juni 1990 wurde im Kindergarten erstmals ein Anfallsgeschehen im Sinne eines komplex fokalen Anfalls beobachtet. Unter einer eingeleiteten Finlepsintherapie wurden bisher keine weiteren Anfälle registriert. Ein Einfluß auf die Sprachstörungen ließ sich nicht feststellen.

Aphasie

In der Regel beginnt die Erkrankung nach unauffälliger Sprachentwicklung (15% leichte Verzögerung) zwischen dem 3. und 5. Lebensjahr mit einer auditiven verbalen Agnosie. Die Patienten sind unfähig, akustisch angebotene Sprachsignale zu erkennen, d.h. den semantischen Gehalt zu erfassen. Nicht selten tritt eine akustische Agnosie hinzu, wodurch die Kinder taub, hochgradig schwerhörig, autistisch oder dement (Pseudodemenz) erscheinen. Die agnostischen Störungen sind verbunden mit einer schweren Alteration der expressiven Sprachfunktionen. Der rezeptive und expressive Sprachzerfall entwickelt sich über Tage bis zu wenigen Monaten. Das Resultat ist eine globale Aphasie, wobei Teilremissionen möglich sind.

EEG

In über 90% der Fälle finden sich mit Erkrankungsbeginn EEG-Veränderungen in Form bitemporaler (nicht selten linksbetont) »spikes«, »sharp waves« und langsamer »spike«- bzw. »sharp-slow-wave«-Komplexe. Hyperventilation und Fotostimulation zeigen keinen Einfluß. Bei herabgesetzter Vigilanz können repetitive »bursts« ähnlich eines »spike-wave«-Variant-Musters bzw. ähnlich des ESES-Syndroms auftreten.

Epilepsie

Bei 67 bis 85% werden epileptische Anfälle unterschiedlicher Morphe beobachtet. Ein zeitlicher Zusammenhang mit Beginn der Aphasie besteht nicht.

Psychopathologie

Bei mehr als 60% der Patienten bestehen psychopathologische Störungen. Auffällig sind tiefgreifende affektive Störungen mit Verlust der Brems- und Steuermechanismen. Nicht selten bestehen hyperkinetische Symptome in Form exzessiver Bewegungsunruhe (plan- und sinnloser Bewegungsdrang, Ablenkbarkeit). Es resultieren Konzentrations- und Aufmerksamkeitsdefizite. Da diese Auffälligkeiten teilweise schon vor deren Sprachzerfall auftreten können, ist pathophysiologisch eine Sekundärreaktion nicht anzunehmen.

Ätiologie

Obwohl neuroradiologisch in der Regel keine Besonderheiten nachweisbar sind, wird eine umschriebene progressive Enzephalopathie angenommen (Autoimmunprozeß, »slow-virus«-Infektion, Maserninfektion).
Aufgrund von Auffälligkeiten im Zinkstoffwechsel wurden auch metabolische Störungen vermutet.
Jenseits strukturell-organischer Hypothesen wird ein evolutiver Zusammenhang zwischen Aphasie, Epilepsie und EEG angenommen, ohne daß dabei ein sicherer zeitlicher Zusammenhang besteht. *Rapin* und *Gascon* vermuten, daß die Aphasie Resultat einer Störung des akustischen Inputs ist.

Therapie

Sprachtherapie: Zugang über das Erlernen der Schriftsprache, später Kopplung von visuellen und auditiven Reizmustern.
Epilepsie: Behandlung je nach Anfallsform (Carbamazepin, Ospolot). Einige Autoren beobachteten unter antiepileptischer Therapie eine Besserung des Sprachvermögens. *Mc Kinney* et al. sahen eine gute Besserung unter Steroiden bzw. ACTH-Therapie.

Prognose

Der Epilepsieverlauf ist benigne – Sistieren der Anfälle und der EEG-Veränderungen z. Zt. der Pubertät. Hinsichtlich der Aphasie findet sich in 1/3 völlige Restitutio, bei 40% aber mehr oder minder schwere Sprachdefizite. Die psychosoziale Langzeitprognose ist günstig.

Literatur beim Verfasser.

Erfahrungen bei der Behandlung von Epilepsien des Kindes- und Jugendalters mit Carbamazepin retard

G. Fischer und *H. Klepel*
Nervenklinik der Medizinischen Akademie Magdeburg

Mit dem Carbamazepin retard wurde eine Applikationsform entwickelt, die bei verzögerter Freisetzung zu einer prolongierten Absorptionsphase führt. Dadurch ergeben sich gegenüber der Behandlung mit Carbamazepin für die Therapie der Epilepsie folgende Fortschritte:

– Die Therapie und Compliance wurden durch die Zweimalgabe vereinfacht bzw. verbessert.
– Der Serumspiegelverlauf wird ausgeglichener, und Spitzenwerte werden vermieden.
– Nebenwirkungen sind geringer, insbesondere, wenn höhere Einzeldosen erforderlich sind.

Carbamazepin retard wurde als Timonil retard (300 mg und 600 mg) bei 18 Kindern und Jugendlichen im Alter von fünf bis 17 Jahren über einen Beobachtungszeitraum von sechs bis zwölf Monaten angewendet. Die Einstellung wurde stets mit Carbamazepin begonnen und dann nach Erreichen der entsprechenden körpergewichtsbezogenen Dosierung von 8 bis 10 mg/kg Körpergewicht auf eine Retard-Therapie umgestellt. Sieben Patienten wurden nach einer längeren Behandlung mit Finlepsin auf Timonil retard umgestellt.

Alle 18 Patienten sind im Beobachtungszeitraum anfallsfrei gewesen. Zentrale Nebenwirkungen wurden nicht beobachtet. Nebenwirkungen auf das hämatopoetische System sowie auf die Leber- und Nierenfunktion konnten durch sorgfältige Kontrollen entsprechender Laborparameter ausgeschlossen werden. Timonil retard läßt sich auch mit anderen Antiepileptika kombinieren, wobei die vom Carbamazepin allgemein bekannte Induktion und damit der schnellere Wirkungsabbau zu beachten sind.

Therapie und Betreuung von Kindern mit bösartigen Hirntumoren unter dem Aspekt der Lebensqualität

R. Zimmermann
BNK Schwerin

Nach neurochirurgischer Intervention erfahren die Kinder mit malignen Hirntumoren und semimalignen mit höherem Malignitätsgrad unter dem Aspekt Lebensverlängerung nicht ohne Lebensqualität ein therapeutisch-rehabilitatives Behandlungskonzept. Zielstellung des Konzeptes:

1. Hilfe bei der Erlebnisverarbeitung der gestörten körperlichen Integrität.
2. Aktive Lebensbewältigung des Kindes in seiner gewohnten Umgebung, d.h. Familie und Schule.

Inhalt dieses Konzeptes:
Gleichzeitig mit der Bestrahlungs- und Chemotherapie beginnen rehabilitativ-aktivierende Maßnahmen:

1. Gezielte Physiotherapie.
2. Ergotherapie mit der verbalen Zielsetzung: »Das habe ich gemacht«.
3. Musiktherapie mit dem Schwerpunkt aller improvisatorischen Formen musikalischer Betätigung.
4. Beschulung am Bett oder im kleinen Klassenverband auf Station.

Das therapeutische Konzept im Finalstadium der Tumorerkrankung beinhaltet:

1. Medikamentöse Verordnungen zur Besserung der subjektiven Befindlichkeit des sterbenden Kindes.

2. Sozial-kommunikative Möglichkeiten des sterbenden Kindes.
   2.1 Ambulante Betreuung in der Häuslichkeit solange als möglich bzw. freie Besuchszeiten für die Eltern bei Einweisung.
   2.2 Auf der Station keine strenge Isolierung, solange keine Bewußtseinsstörungen vorliegen. Integration des sterbenden Kindes in das stationäre Gruppenleben, wobei durch aktive Rollenzuweisung an das Kind diese Integration von ihm selbst, seinen jeweiligen Bedürfnissen angepaßt, bestimmt wird.
   2.3 Emotionale Begleitung durch das medizinische Pflegepersonal.
   2.4 Rezeptive Musiktherapie.

Die Kinder werden während des gesamten Krankheitsverlaufs zur freien zeichnerischen Äußerung über ihr Gefühlsleben angeregt. Sie malen ihre bunte Erlebniswelt wie gesunde Kinder auch. Im Finalstadium erfolgt der Übergang zur Bleistiftzeichnung, aber ohne angstvolle Bildinhalte.

Wir glauben, daß neben der Gesprächstherapie der Eltern und Klienten eine breitere therapeutische Öffnung für Kinder mit malignen Hirntumoren günstig ist, um die durch den Fortschritt der Medizin ermöglichte Lebensverlängerung mit Mut zum Leben zu erfüllen und Todesängste zu bewältigen.

Die kortikalen somatosensibel und frühen akustisch evozierten Potentiale bei Kindern

G. Mattigk
Abteilung Kinderneuropsychiatrie, Universitätskinderklinik Jena

Die gemeinsame Ableitung der kortikalen somatosensibel und frühen akustisch evozierten Potentiale gestattet eine gute topische und funktionelle Diagnostik sowohl supratentorieller Strukturen wie auch die Lokalisation von Schädigungen im Hirnstammbereich.

Im Vergleich zu der Anzahl der Studien über die kortikalen somatosensibel und frühen akustisch evozierten Potentiale bei den unterschiedlichen Erkrankungen sind Mitteilungen über deren Strukturen in Normalkollektiven schon bei Erwachsenen sehr selten und fehlen für das Kindesalter praktisch gänzlich.

Es wurden deshalb diese Potentiale bei 35 gesunden Kindern, 17 Jungen und 18 Mädchen, im Alter von sechs bis 17 Jahren mit einem durchschnittlichen Alter von zwölf Jahren, untersucht, die weder anamnestisch noch klinisch Hinweise auf eine neurologische oder otologische Erkrankung aufwiesen.

Die kortikalen somatosensibel evozierten Potentiale wurden durch rechts- und linksseitige Reizung des N. medianus und N. tibialis ermittelt. Die frühen akustisch evozierten Potentiale wurden mit Clicks bei alternierender Reizung ausgelöst.
Bei der Auswertung der kortikalen SSEP werden die P 15, N 20 und P 25 resp. die N 30, P 40 und N 50 als die stabilsten und für die klinische Praxis wertvollsten Komponenten angesehen. Diese Potentialanteile konnten auch mit den geringsten Standardabweichungen und kleinsten Seitendifferenzen gewonnen werden, wobei beide Parameter mit der Zunahme der Latenzen ansteigen.

Die Latenzen der P 15 und N 20 des N. medianus sowie der N 30 und P 40 des N. tibialis zeigen signifikante Abhängigkeiten von der Körpergröße der Kinder. Die späteren Potentialkomponenten des N. medianus und N. tibialis, die Seitendifferenzen, Interpeakintervalle und Amplituden zeigen derartige Abhängigkeiten nicht. Ein Einfluß des Geschlechts konnte lediglich für die Latenz der N 30 des N. tibialis in Form längerer, körpergrößenunabhängiger Latenzen bei Jungen gegenüber den Mädchen bewiesen werden.

Mit der angewandten Methode konnten auch die FAEP mit allen diagnostisch relevanten Parametern dargestellt werden. Bei der Bewertung dieser Potentiale gelten die Wellen I bis V als die wichtigsten Komponenten, die auch mit den geringsten Standardabweichungen gewonnen wurden. Die geringen Standardabweichungen und Seitendifferenzen der Latenzen sowie die engen Normgrenzen auch der Amplituden beweisen einerseits die hohe intra- und interindividuelle Stabilität der frühen akustisch evozierten Potentiale bereits im Kindesalter und empfehlen sie zum anderen für eine exakte neurologisch-topische Diagnostik im Bereich der infratentoriellen Strukturen.

Die vorliegenden Ergebnisse zeigten auch, daß keine signifikanten Unterschiede der frühen akustisch evozierten Potentiale zwischen Jungen und Mädchen bestehen, womit sich die Erstellung geschlechtsspezifischer Normwertkataloge im Kindesalter erübrigt. Weitere Abhängigkeiten der FAEP von körperlichen Parametern, wie Kopfumfang, Körpergröße, Alter und Gewicht konnten bei den Kindern nicht verifiziert werden.

Zusammenfassend läßt sich sagen, daß mit den ausgewählten methodischen Verfahren sowohl die kortikalen somatosensibel wie auch die frühen akustisch evozierten Potentiale bei Kindern in engen Normgrenzen gut reproduzierbar dargestellt werden können.

Kinder-Neuropsychiatrie

Einzelfragen: Neuropsychiatrie

Entwicklungsneurologische Längsschnittdaten im Rahmen einer komplexen Entwicklungsdiagnostik

C. Ettrich
Neuropsychiatrische Klinik für Kinder und Jugendliche der Universität Leipzig

Unter Entwicklung wird heute allgemein ein lebenslanger, multidimensionaler Prozeß verstanden, zu dessen Erfassung es komplexer längsschnittlicher Untersuchungen bedarf.

Entwicklungsneurologie als spezifischer Zweig der medizinischen Entwicklungsdiagnostik beschäftigt sich mit morphologischen und funktionellen Aspekten der normalen und gestörten Entwicklung des menschlichen Nervensystems.

Diesen Grundsätzen folgend stehen im Zentrum des vorliegenden Beitrages entwicklungsneurologische Verlaufsdaten, die im Rahmen einer interdisziplinären Längsschnittstudie an knapp 300 Kindern im Alter von drei bis sieben Jahren gewonnen wurden.

Ein wesentliches Ziel dieser Studie bestand neben der Früherkennung von Entwicklungsstörungen und -gefährdung in der möglichst detaillierten Aufzeichnung kindlicher Entwicklungsverläufe und der Einschätzung der prognostischen Wertigkeit bestimmter Entwicklungsparameter.

Die vorgestellten Daten zeigen eindrucksvoll, daß neurologische Entwicklung im Kindesalter durchaus kein einheitliches Geschehen ist, sondern einzelne Bereiche sich mit unterschiedlicher Geschwindigkeit und in mehr oder weniger starker Abhängigkeit von Umweltfaktoren ausdifferenzieren.
Bei im Alter von drei Jahren normal entwickelten Kindern ist die neurologische Reifung mit sieben Jahren weitgehend abgeschlossen, ohne daß eine Intervention erfolgte, während bei entwicklungsauffälligen

3jährigen Kindern je nach Grad der Auffälligkeit und in Abhängigkeit von den herrschenden Umweltbedingungen sich ein deutlich ungünstigerer Verlauf ergibt (Auf die Notwendigkeit einer gezielten Intervention i. S. der Förderung bei diesen Kindern kann nur verwiesen werden).

Da das Zentralnervensystem die Grundlage all unserer Lebens- und Verhaltensäußerungen bildet, nimmt es nicht wunder, daß es zwischen neurologischer Integrität und Schulbewährung statistisch zu sichernde Zusammenhänge gibt, die zwar aufgrund des vorerst noch geringen Bezugsmaterials (Schulnoten nach der 1. Klasse) mit Zurückhaltung zu interpretieren sind, deren weitere Verlaufsbeobachtung aber sinnvoll erscheint.

Neuropsychologische Lernfähigkeitsdiagnostik bei Kindern mit Schulschwierigkeiten mit der Testbatterie »LURIA 90«

J. Donczik, D. Endter, J. Schenker und E. G. Simernitzkaja
Abteilung Kinderneuropsychiatrie, Universitätskinderklinik, Jena

Kinder mit Lernstörungen bilden einen beträchtlichen Anteil der Patienten in der klinisch-psychologischen Praxis. Das unterstreicht die Bedeutung einer differenzierten neuropsychologischen Lernfähigkeitsdiagnostik.

Mit der »LURIA 90« entwickelte *Simernitzkaja* eine Testbatterie zur Ermittlung verbal-auditiver und visueller Lernleistungen auf der Grundlage der Theorie ihres Lehrers *Luria*.

Die Batterie besteht aus zwei Untertests zur Erfassung des Umfangs und der Stabilität des verbal-auditiven Gedächtnisses und zwei weiteren Untertests, mit denen visuelle Lernleistungen unter Berücksichtigung lateralisierter Gedächtnisfunktionen geprüft werden.

Wir haben die Batterie an einer unausgelesenen Stichprobe von 386 Jenaer Kindern normiert. In einer gemeinsamen Studie untersuchten wir mit der Batterie 34 Kinder mit Lernstörungen (davon 17 Kinder aus Moskau und 17 Kinder aus Jena) und verglichen diese mit einer gleichgroßen Zahl normaler Kinder.

Die Ergebnisse zeigen, daß sich die Lerngestörten von den Normalkindern in den folgenden Parametern signifikant unterscheiden:
Umfang des verbal-auditiven Gedächtnisses,
Stabilität gegenüber Interferenzen,
Häufigkeit von Perseverationen, Erfindungen, Paraphrasien.

Visuelle Gedächtnisleistungen waren nicht in gleicher Weise betroffen. Hier zeigten sich Unterschiede zwischen Lerngestörten und Normalkindern in den Parametern Umfang des visuellen Gedächtnisses, Häufung von Drehungen der visuellen Stimuli und bei deren Reproduktion mit der kontralateralen Hand (interhemisphärieller Transfer). Die Batterie erlaubt es nach unseren Erfahrungen, jene Verarbeitungsprozesse besser aufzudecken, die erfolgreiches Lernen behindern, aber auch intakte Lernfunktionen und damit kompensatorische Möglichkeiten zu bestimmen.

Für die Beratung von Eltern und Lehrern ergeben sich daraus vielfach wertvolle Hilfen. Über die Diagnostik von Lernfunktionen eröffnen sich mit der Batterie »LURIA 90« darüber hinaus Möglichkeiten der Diagnostik von Hirnfunktionsstörungen, die sich in Lern- und Gedächtnisleistungen bzw. entsprechenden Defiziten oftmals sehr deutlich widerspiegeln.

Ergebnisse und praktische Relevanz neuropsychologischer Untersuchungen bei Vorschulkindern mit neuropädiatrischen Erkrankungen

K. Wetzel, Ch. Bravidor und *U. Pröhl*
Abteilung Kinderneuropsychiatrie, Universitätskinderklinik Jena

In der Annahme, daß eine Ursache für spätere Schulschwierigkeiten bei normalintelligenten neuropädiatrischen Patienten bereits im Vorschulalter feststellbare Teilleistungsdefizite sein können, erstellen wir eine neuropsychologisch orientierte Testbatterie aus Untertests neuerer Verfahren für das Vorschulalter und ein Beobachtungsschema für Verhaltensmerkmale, die uns bei neuropädiatrischen Patienten besonders aufgefallen sind.

In die Studie wurden 160 Kinder im Alter von 4;6–7;0 einbezogen (eine anfallende Stichprobe von 73 neuropädiatrischen Patienten, überwiegend mit Epilepsie, und eine teilausgelesene Stichprobe aus Kindergärten). Es wurden Teilergebnisse für den Altersbereich der 6;0–6;6jährigen vorgestellt.

Über für die Testergebnisse und Beobachtungsdaten der gleichen Stichproben getrennt gerechnete K-means-Clusteranalyse mit je vier Clustern wurde untersucht, ob sich mit unserem Methodeninventar bereits im Vorschulalter Gruppen spezifisch auffälliger Kinder mit unterschiedlichen Teilleistungsdefiziten feststellen lassen. Es ging etwa je ein Drittel der Stichprobe in Cluster mit auffälligen Ergebnissen ein, wobei sich zwei Cluster von Kindern mit spezifischen Teilleistungsdefiziten bzw. drei Cluster mit auffälligen Verhaltensmerkmalen in der Leistungssituation ergaben. Betrachtet man die Testergebnisse und Beobachtungsdaten zusammen, so lassen sich für den Einzelfall recht genau die Teilleistungsstörungen eingrenzen. Aus den Ergebnissen wurden Konsequenzen für eine aufwandökonomische schrittweise Diagnostik von Teilleistungsstörungen abgeleitet. Ihre Relevanz für die Schulbewältigung wurde über die signifikant schlechteren späteren Schulnoten der teilleistungsgestörten Kinder im Vergleich mit den Noten von 109 Jenaer Schulkindern nachgewiesen.

Bei diesen Kindern ist eine sorgfältige Beratung der Eltern bereits im Vorschulalter der Kinder besonders wichtig. Gezielte schulvorbereitende Frühförderung aufgrund der festgestellten Defizite sollte niemals ohne genaue Kenntnis und Berücksichtigung der familiären Beziehungssituation und emotionalen Belastbarkeit von Eltern und Kind erfolgen. So kann es von zentraler Bedeutung sein, die Eltern zu einer angemessenen Erwartungshaltung und zu einer Annahme ihres Kindes mit seinen Schwächen und Stärken zu führen.

Intervention bei Pubertätskrisen mit depressiver Verstimmung

W. Lobert, U.-J. Gerhard, M. Buhr, H. Kaufmann, L. Hiekel und *G. Böhm*
Abteilung Kinderneuropsychiatrie, Universitätskinderklinik Jena

Mit dem Begriff »Pubertätskrise« werden sowohl die normalen psychischen Anpassungsvorgänge in dieser Reifungsperiode wie auch die verschiedenen leichteren und schwerwiegenden Persönlichkeitsstörungen und Psychosen bezeichnet, die sich in dieser Lebenszeit manifestieren.

Wir haben für diese Untersuchung unsere Definition der »Pubertätskrise« eingeschränkt auf den Verlaufscharakter der »krisenhaften Zuspitzung« von Symptomen und Entwicklungsproblemen aus dem bisherigen Entwicklungsgang heraus und verstehen die Pubertätskrise als eine Art von »Entgleisung«, mit der Aussicht, daß diese mehr oder weniger dramatische Krise in überschaubarer Zeit in den weiteren Entwicklungsgang der Pubertät und Adoleszenz einmündet, entweder spontan aus eigener Kraft oder mit entsprechender Hilfestellung.

Wir haben in Abgrenzung zur »normativen Krise« nach *Nissen* die bei uns behandelten psychopathologischen wie auch die psychosomatischen Syndrome unseren »Pubertätskrisen« zugeordnet, zunächst unabhängig von der nosologischen Einteilung, falls im Einzelfall der beschriebene Verlaufscharakter als »Krisenkriterium« zutrifft. Das wiederum ist erst nach einer Längsschnittanalyse zu beurteilen.

Dagegen haben wir alle manifesten Psychosen, die chronischen Neurosen, Fehlentwicklungen, hirnorganischen Psychosyndrome und Behinderungen ausgeklammert.

In einer klinischen Stichprobe depressiver Pubertätskrisen (Tabelle I) sind 20 Patienten nach aktuellem Suizidversuch enthalten, die wir mit

Tabelle I. Charakterisierung der klinischen Stichprobe.
Klinische Gruppe depressiver Patienten: n = 55
männl.: 20 / weibl.: 35, im Alter von 11;3 bis 16;11 Jahren.

Davon *nach Suizidversuch* 20 Patienten Alter: 11;3–16;5 Jahre		*ohne Suizidversuch* 35 Patienten 12;0–16;11 Jahre
Altersverteilung		
11;0–13;0:	2 = 10%	10 = 28,5%
13;1–14;5:	9 = 45%	13 = 37,1%
14;6–17;0:	9 = 45%	12 = 34,3%
Geschlecht		
männlich:	4 = 20%	16 = 46%
weiblich:	16 = 80%	19 = 54%
Gestörte Familienbeziehung bzw. »broken home«		
15 = 80%		22 = 63%
Intelligenzniveau (IQ)		
durchschnittl. 107,7		105,3
Anamnesedauer: 17,3 Monate		13,4 Monate
– Anteil langer Anamnesen > 6 Monate:		
13 = 65%		24 = 68%

den 35 Nichtsuizidanten in einen klinisch-katamnestischen Vergleich setzten. Bezüglich der Altersverteilung sind nur 10% der Suizidanten unter 13 Jahre alt, bei der Geschlechtsverteilung fällt der Überhang von 80% der Mädchen nach Suizidversuch auf.

Der große Anteil an gestörter Familienbeziehung bzw. »broken home«, besonders bei der Suizidantengruppe mit 80%, wie auch die lange Anamnesedauer der depressiven Verstimmung und der Konfliktentwicklung in Elternhaus und Schule geben praktisch die Schwerpunkte unseres Vorgehens bei der Krisenintervention vor (Tabelle II):

Tabelle II. Art und Umfang der kinder- und jugendpsychiatrischen Intervention.

Patient *nach* Suizidversuch n = 20	Patient *ohne* Suizidversuch n = 35
Anteil der ausschließlich ambulant behandelten Patienten	
1 = 5%	10 = 28,5%
Stationäre Behandlungsdauer (durchschnittl. in 3 Monaten)	
4,5	3,0
Psychotherapeutische Interventionen, die über Einzelgespräch und Elternberatung hinausgehen (Gesprächs- u. Rollenspiel-Gruppen, Entspannungsverfahren, Gestaltungstherapie oder Familientherapie)	
15 = 75%	19 = 54%
Schulintervention bzw. Lehrergespräche	
11 = 55%	21 = 60%
Hausbesuche durch klinikseigene Fürsorgerin	
8 = 40%	9 = 26%
Medikamentöse Behandlung mit Antidepressiva	
7 = 35%	16 = 46%
Medikamentöse Behandlung mit sonst. Psychopharmaka	
5 = 25%	4 = 11%
Therapieabbruch (stationär)	
2	2
Notwendige Heimunterbringung	
4 = 20%	2 = 6%

1. Sofortmanagement bei Klinikeinweisung mit annehmender und anhaltender persönlicher Kontaktaufnahme durch den Erstuntersucher (Arzt, Psychologe, aber auch mitunter Fürsorgerin), bis der akute Affektstau abreagiert oder kanalisiert ist.

2. Umgehende Verständigung im Therapeuten-Team mit Fürsorgerin und Schwestern über adäquate Betreuung auf der Station sowie über erste Maßnahmen einer konstruktiven Konfliktbewältigung mit dem Patienten, z.B. auch durch Kontaktaufnahme mit nahestehenden Personen außerhalb des Konfliktbereiches, so daß unmittelbar eine Lösung oder Reduzierung der Konfliktspannung erreicht werden kann.
3. Hausbesuche und Kontakte mit der Schule und anderen den Patienten betreffenden Institutionen werden im Einverständnis mit dem Patienten unter Berücksichtigung seiner Vorstellungen oder mit ihm gemeinsam verwirklicht mit dem Ziel, daß er möglichst bald seine Konfliktbewältigung selbständig übernehmen kann.
4. Nach Abklingen der akuten depressiven Verstimmung wird neben der unmittelbaren Einzelgesprächs- bzw. Konflikttherapie und Elternberatung dem Patienten ein Spektrum von speziellen Therapieangeboten vermittelt, die ihm über die stationäre Behandlung hinaus zur Verfügung stehen.
5. Eine Indikation zur systematischen Psychopharmakotherapie wird, falls sie nicht akut indiziert ist, in der Regel erst nach drei- bis vierwöchiger klinischer Beobachtung im Therapeuten-Team gestellt. Suizidale u.a. depressiv-agitierte Erregung wird oft initial neuroleptisch eingestellt.
6. Für die suizidalen Reaktionen haben wir bisher an unserem stationär-klinischen Behandlungskonzept festgehalten, weil wir nur als stationäres Betreuungsteam personell zu solch umfangreichem und intensivem Krisenmanagement in der Lage waren, aber auch deshalb, weil hinter vielen Suizidversuchen psychopathologisch relevante Fehlentwicklungen verborgen sind.

Wir haben hier unsere Patienten hinsichtlich des Therapievergleiches in drei Gruppen eingeteilt (Abbildung 1):

Gruppe 1: nur erweiterte Psychotherapie
Gruppe 2: zusätzlich gezielte antidepressive Medikation
Gruppe 3: Psychotherapie + neuroleptische Medikation

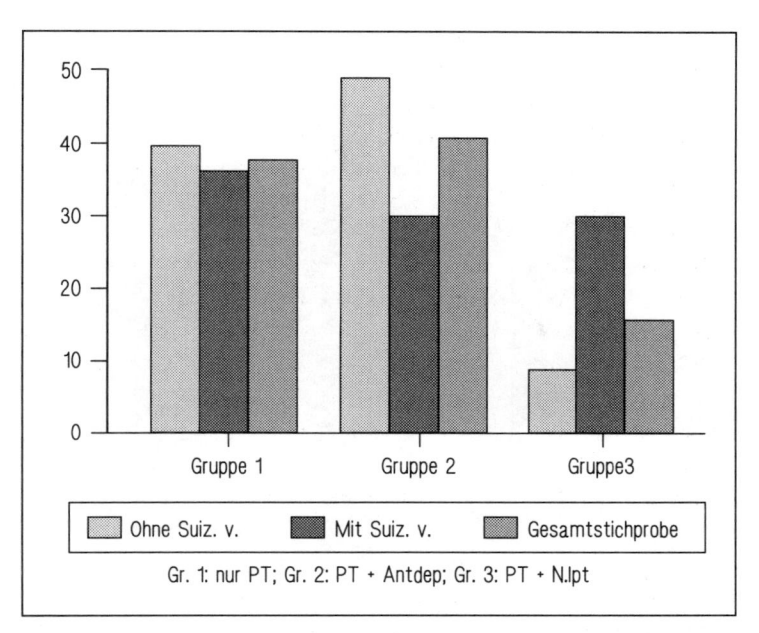

Abbildung 1. Therapievergleich: Psycho-T./Pharma-T.i.%. Depress. Pat. ohne/nach Suizidversuch.

Jeweils die erste Säule zeigt den prozentualen Anteil der Patienten ohne Suizidversuch, die zweite Säule die Patienten mit bzw. nach aktuellem Suizidversuch und die dritte Säule den Anteil der Gruppe an der Gesamtstichprobe von 55 Patienten an.

In der Gruppe 2 mit antidepressiver Medikation ist die Häufigkeit der Suizidanten vergleichsweise gering, dagegen in der Gruppe 3 mit Psychotherapie und Neuroleptika vergleichsweise stärker ausgeprägt – als Folge der Notwendigkeit initialer psychomotorischer Erregungsdämpfung.

In der Abbildung 2 sind in der gleichen Gruppenordnung anhand der Säulen der jeweilige aktuelle Therapieerfolg zum Abschluß der

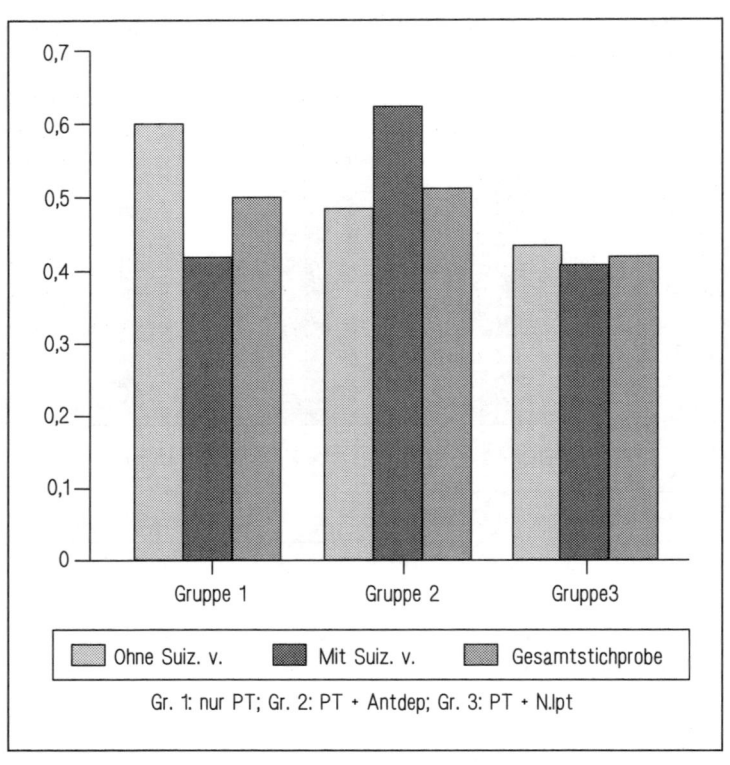

Abbildung 2. Therapieerfolg: Psycho-T./Pharma-T. Depress. Pat. ohne/nach Suizidversuch.

Behandlung angezeigt – der Wert 1 würde Symptomfreiheit bedeuten; das wird im Gruppenmittel jeweils nicht erreicht.

Hier wird der Trend sichtbar, daß reine Psychotherapie in der Gruppe 1 bei der depressiven Pubertätskrise ohne Suizidversuch vergleichsweise effektiver ist, bei der depressiven Pubertätskrise mit Suizidversuch in der Gruppe 2 die zusätzliche antidepressive Pharmakotherapie im Vergleich einen besseren Therapieerfolg bringt. Die zur Psychotherapie zusätzliche Behandlung mit Neuroleptika in Gruppe 3 bringt im Endergebnis beiden wenig Gewinn. Dabei muß allerdings beachtet werden, daß diese drei Gruppen innerhalb der sogenannten »depressiven Pubertätskrise« sich in der psychopathologischen Ausrichtung sicher unterscheiden, insofern, als sich hieraus eine solche unterschiedliche Behandlungsindikation ergeben hat. Der unterschiedliche Behandlungserfolg spricht dafür, daß einmal suizidale Pubertätsreaktionen doch häufiger als angenommen Ausdruck tiefer Depressivität und existentieller Negativierung sind und dann auch einer gezielten antidepressiven Psychopharmakotherapie bedürfen, welche dann auch erfolgversprechend ist. Dagegen bringt eine längere neuroleptische Medikation der depressiven Pubertätskrise wenig Gutes.

Literatur beim Verfasser.

Zum konzeptionellen Vorgehen bei der Betreuung von Kindern mit embryofetalem Alkoholsyndrom

St. Wässer, H. Theile und *G. Schröter*
Abteilung Humangenetik, Klinik für Kindermedizin, Universität Leipzig

Es ist verblüffend, daß erst im Jahre 1973 durch eine Publikation von *Jones* et al. die Alkoholembryopathie bzw. das embryofetale Alkoholsyndrom (EFAS) bekannt wurde. Bemühungen verschiedener Autoren, einen schädigenden Einfluß von väterlichem Alkoholismus auf die Nachkommen nachzuweisen, blieben erfolglos. Hinweise aus dem vorigen Jahrhundert oder gar aus der Zeit der englischen Gin-Epidemie 1720 bis 1750 auf Schädigung der Frucht durch Alkoholgebrauch der Mutter waren in Vergessenheit geraten. Eine französische Arbeit 1968 und einige Arbeiten davor waren kaum beachtet worden.

Die Bevölkerung ist über die Risiken des Alkoholismus gerade in der Schwangerschaft noch weitgehend unaufgeklärt. Auch Ärzte nehmen das Krankheitsbild des EFAS nur allmählich zur Kenntnis. Mehrjährige Verlaufsuntersuchungen bei 45 Patienten mit EFAS (mittleres Alter 7 6/12 ± 3 7/12 Jahre) bestätigen, daß intrauteriner und postnataler Minderwuchs, Mikrozephalie, Untergewicht und geistige Behinderung die Hauptsymptome dieser häufigsten intrauterin erworbenen Störung durch exogene Noxen sind. Die Alkoholabhängigkeit der Mutter wird häufig erst nach Diagnosestellung beim Kind bekannt. Längst nicht alle betroffenen Kinder werden erkannt. Es muß sich eine Zusammenarbeit zwischen Pädiatern und Alkoholikerdispensaires entwickeln.

Der Neonatologe sollte bei Neugeborenen mit niedrigem Geburtsgewicht und Mikrozephalie ein EFAS immer anamnestisch ausschließen. Intrauteriner und postnataler Minderwuchs werden durch Angaben in Tabelle I belegt. So ist es nicht überraschend, daß Patienten mit EFAS wegen ihres Minderwuchses dem Endokrinologen oder wegen ihrer Dystrophie dem Gastroenterologen vorgestellt werden. In diesem Zusammenhang sei daran erinnert, daß nur bei schwerster Ausprägung die Diagnose EFAS vom Aspekt her auch ohne Kenntnis der mütterli-

Tabelle I. Ausgewählte Meßgrößen bei 45 Kindern mit embryofetalem Alkoholsyndrom und deren Müttern.

Merkmal	
Alter der Mütter bei Geburt der Patienten	23–44 Jahre, im Mittel 31±5 Jahre
Schwangerschaftsdauer (n=35)	30–42 Wochen, im Mittel 36±5 Wochen
Geburtsgewicht (n=45)	850–3200 g, im Mittel 2094±459 g
Termingeborene Kinder (n=17)	2285±465 g
Geburtsgewicht ≤ 2500 g	n = 39 (rel. Häufigkeit 0,87)
Geburtsgewicht ≤ 2000 g	n = 22 (rel. Häufigkeit 0,49)
Länge bei Geburt (n=38)	31–53 cm, im Mittel 43,7±4,2 cm
Termingeborene Kinder (n=14)	45,8±3,8 cm
Aktuelles Gewicht	
< 10. Perzentile	rel. Häufigkeit 0,84
< 2,5. Perzentile	rel. Häufigkeit 0,71
Aktuelle Länge	
< 10. Perzentile	rel. Häufigkeit 0,80
< 2,5 Perzentile	rel. Häufigkeit 0,67
Aktueller Kopfumfang	
< 10. Perzentile	rel. Häufigkeit 0,71
< 2,5 Perzentile	rel. Häufigkeit 0,56

cher Alkoholanamnese möglich erscheint. Bei milder und mittlerer Ausprägung des EFAS kann die Diagnose oft nur gestellt werden, wenn bekannt ist, daß die Mutter alkoholkrank ist und auch während der Schwangerschaft exzessiv getrunken hat. *Löser* hat darauf hingewiesen, daß die frühe Erkennung des EFAS den Kindern weitere eingreifende und kostspielige Maßnahmen bei der Abklärung von Wachstums- und Gedeihstörungen ersparen kann.

Die eigenen Patienten sind am häufigsten über unsere Abteilung für Humangenetik in unsere Betreuung gelangt. Der einweisenden Institution waren die zu den Hauptsymptomen des EFAS gehörenden charakteristischen Veränderungen der Fazies aufgefallen. Wir fanden sie mit folgenden relativen Häufigkeiten: Epikanthus 0,47; Ptosis 0,20; Blepharophimose 0,20; antimongoloide Lidachsen 0,60; verkürzter Nasenrücken 0,60; Nasolabialfalte 0,31; schmales Lippenrot 0,67; Hypoplasie der Mandibula 0,62; hohe Gaumen 0,29; Gaumenspalten 0,02.

Bei stark ausgeprägtem EFAS mit echten Organfehlbildungen werden auch noch andere Fachrichtungen der Pädiatrie mit dem Krankheitsbild konfrontiert, so der Kardiologe wegen angeborener Herzfehler (bei uns relative Häufigkeit 0,13) oder der Nephrologe wegen Urogenitalfehlbildungen.

Eine Reihe von Störungen sollten speziell dem Kinderneuropsychiater bekannt sein. Beispielsweise erweisen sich in der sozialen Reifung der Kinder Hyperaktivität, Impulsivität, schwere Lenkbarkeit und Konzentrationsschwäche hinderlich. Sofern unsere Patienten mit EFAS eine Kinderkrippe oder Kindergarten besuchten, befanden sie sich nicht in den altersentsprechenden Gruppen. Die Mehrzahl der Kinder besucht eine Fördereinrichtung oder Hilfsschule. Zwei Kinder sind nicht förderungsfähig. Die wenigen Kinder, die eine Normalschule besuchen, wurden verspätet eingeschult und erreichen nur mangelhafte Leistungen, die endgültige Schulbewährung läßt sich noch nicht beurteilen. Die meisten Kinder befinden sich in Dauerheimen bzw. stationären Einrichtungen, überwiegend ist der familiäre Kontakt abgebrochen.

Weil es nur wenige therapeutische Möglichkeiten gibt, diesen Kindern zu helfen, müssen präventive Maßnahmen einsetzen. Alkohol muß in der Schwangerschaft gänzlich gemieden werden.

Literatur

1 Löser H (1985) Kinder mit Alkoholembryopathie. Entwicklung und soziales Umfeld. Sozialpädiatrie 7:340–345
2 Löser H (1986) Alkoholembryopathie. Diagnostik und Verlauf bei Kindern. Der informierte Arzt 14:7–13
3 Majewski F (1986) Die Alkoholembryopathie. Eine häufige und vermeidbare teratogene Schädigung von Kindern. Die Kinderarzt 17:1127–1138
4 Spohr H-L, Steinhausen H-Chr (1987) Follow-Up Studies of Children with Fetal Alcohol Syndrome. Neuropediatrics 18:13–17

Scheidungsfolgen aus kinder- und jugendpsychiatrischer Sicht

T. Vehreschild
Bezirkskrankenhaus für Kinderneuropsychiatrie, Nordhausen

In der ehemaligen DDR wurde als Grundlage für eine Scheidung nicht die Schuld eines Ehepartners, sondern die Zerrüttung der Ehe genommen (Zerrüttungsprinzip).

Die Wirkung der Scheidung bzw. Trennung der Eltern auf die Kinder besteht nicht nur für ihre Gegenwart und Zukunft. Viel stärker als die Scheidung wirkt die Dynamik der Zerrüttung, also die konflikthaften Auseinandersetzungen, die vorher stattfanden und zum Scheidungsbegehren führten, auf die Kinder.

Kinder aus langfristig konflikthaft sich zerrüttenden Ehen leiden in der Regel außerordentlich. Die Auswirkungen der Zerrüttung auf ein Kind sind dabei abhängig von folgenden Faktoren:

1. Einbeziehung des Kindes in die elterlichen Konflikte.
2. Dauer des Ehekonfliktes.
3. Intensität und Fernwirkung des Ehekonfliktes.
4. Lebens- bzw. Entwicklungsalter.
5. Persönlichkeitsentwicklung des Kindes.
6. Partielle psychosomatische Retardierung.
7. Hirnorganische Vorschädigung.
8. Kindesmißhandlung.
9. Distanzierungsmöglichkeiten des Kindes, sich von den elterlichen Konflikten abzulösen.

In der DDR hatten die Scheidungen im Verhältnis zu den Eheschließungen in den letzten 15 Jahren stetig zugenommen. Kam 1960 noch auf 6,8 Eheschließungen eine Scheidung, so betrug das Verhältnis Eheschließung zu Scheidung 1980 bereits 3,0:1 und 1988 schon

2,8:1. Die prozentuale Scheidungsrate stieg somit zwischen den Jahren 1960 und 1988 von 15% auf dramatische 39% an.

Leider ist aus diesen Zahlenangaben nicht ersichtlich, wieviel Prozent der Ehen schon nach dem 1., 2., 3. oder 4. Ehejahr geschieden wurden, und es ist auch nicht erkennbar, wieviele Kinder pro Altersstufe Scheidungskinder sind. Die Forschung zu Scheidungsproblemen war ein jahrelang vernachlässigtes Stiefkind in der Kinderpsychiatrie, da entsprechende statistische Bezugszahlen offiziell nicht erhältlich waren und somit die Angaben nur auf Hochrechnungen zu beziehen sind.

Wenn man von dem Erfahrungswert der ehemaligen DDR ausgeht, hatten jährlich 1 bis 1,4% aller Kinder und Jugendlichen unter 18 Jahren die Scheidung der Eltern erlebt. Demnach erlitten bis zum 18. Lebensjahr ca. 18 bis 20% aller Heranwachsenden das Scheidungsdrama ihrer Eltern. Von allen Patienten, die in eine stationäre kinderpsychiatrische Behandlung kamen, waren 35% Scheidungskinder. Dieser Anteil lag somit um 15% höher als der Durchschnitt der Gesamtpopulation.

Im ambulanten Bereich war dagegen die Anzahl der Scheidungskinder bis 18 Jahre, die die kinderpsychiatrische Sprechstunde konsultiert hatten, mit 23% nur geringfügig (um 5%) höher. 22,3% unserer stationär behandelten Scheidungskinder lebten beim Vater. Dies ist sehr erstaunlich, wurden doch nur 4 bis 5% aller Scheidungskinder dem Vater zugesprochen.

Welche Symptome stehen nun bei den Kindern als Reaktion auf das Zerbrechen der Ehe im Vordergrund? Unabhängig von dem Alter der Kinder waren folgende Symptome national und international am häufigsten beobachtet:

Schulschwierigkeiten 30%, Entwicklungsstörungen 18 bis 20%, psychosomatische Symptome 15 bis 10%, depressive Verstimmungen 15 bis 20%, Enuresis 15%, Erziehungsschwierigkeiten 10 bis 15%, Angst 10 bis 15%, Aggressionen 10 bis 15%, Diebstähle 10%, Gehemmtheit 8 bis 12%, Suizidversuche 2 bis 3%.

Aus all dem ergibt sich daher die Notwendigkeit, vermehrte therapeutische Hilfen für Eltern und Kinder vor und in Ehekonflikten und nach der Scheidung anzubieten. Der Hausarzt, der Kinderarzt, der Kinderpsychiater und Psychologe sowie Anwälte und Richter erfüllen ebenso wie die Lehrer dabei eine wichtige Funktion, indem sie die Betroffenen unterstützen, beraten und behandeln.

Autorenverzeichnis

Anstock, C., Dr. med. O-9701 Bad Reiboldsgrün
Böhm, G., Dr. phil., Univ.-Kinderklinik Jena, Abt. Kinderneuropsychiatrie, Philosophenweg 5, O-6900 Jena
Bravidor, Ch., Dr. phil., Univ.-Kinderklinik Jena, Abt. Kinderneuropsychiatrie, Kochstr. 2, O-6900 Jena
Buhr, M., Univ.-Kinderklinik Jena, Abt. Kinderneuropsychiatrie, Philosophenweg 5, O-6900 Jena
Cammann, R, Doz., Dr. sc. med., Univ.-Kinderklinik Rostock, Abt. Kinderneuropsychiatrie, Gehlsheimer Str. 20, O-2500 Rostock
Daute, K.-H. Prof. Dr. sc. med., Univ.-Kinderklinik Jena, Abt. Kinderneuropsychiatrie, Kochstr. 2, O-6900 Jena
Döll, R., Dr. med., Neuropsychiatrisches Dispensaire für Kinder und Jugendliche, Klement-Gottwald-Allee 75, O-1120 Berlin
Donczik, J., Dr. phil., Univ.-Kinderklinik Jena, Abt. Kinderneuropsychiatrie, Kochstr. 2, O-6900 Jena
Endter, D., Schulpsychologischer Dienst, Am Kritzegraben, O-6900 Jena
Ettrich, C., Dr. med. Neuropsychiatrische Klinik für Kinder und Jugendliche der Universität Leipzig, Riemannstr. 34, O-7010 Leipzig
Fischer, G., Dr. med., Nervenklinik der Medizinischen Akademie Magdeburg, Leipziger Str. 44, O-3090 Magdeburg
Gerhard, U.-J., Dr. med., Univ.-Kinderklinik Jena, Abt. Kinderneuropsychiatrie, Philosophenweg 5, O-6900 Jena
Hanefeld, F., Prof. Dr. med., Dr. h.c., Universitäts-Kinderklinik Göttingen, Robert-Koch-Str. 40, W-3400 Göttingen
Herrmann D., Dr. med., Fachkrankenhaus für Kinder- und Jungendpsychiatrie, O-9295 Wechselburg
Hiekel, L., Dr. med., Univ.-Kinderklinik Jena, Abt. Kinderneuropsychiatrie, Philosophenweg 5, O-6900 Jena
Kaufmann, H., Dr. paed., Univ.-Kinderklinik Jena, Abt. Kinderneuropsychiatrie, Philosophenweg 5, O-6900 Jena
Klepel, H., Prof. Dr. sc. med., Nervenklinik der Medizinischen Akademie Magdeburg, Leipziger Str. 44, O-3090 Magdeburg
Kinze, W., Dr. sc. med., BFKH Lübben, Luckauer Str. 17, O-7550 Lübben
Lindner, B., Dr. med., Medizinische Hochschule Dresden, Kinderklinik, Fetscherstr. 74, O-8019 Dresden
Lobert, W., Dr. med., Univ.-Kinderklinik Jena, Abt. Kinderneuropsychiatrie, Philosophenweg 5, O-6900 Jena
Martinius, J., Prof. Dr. med., Heckscher-Klinik München, Universität

München, Institut für Kinder- und Jugendpsychiatrie, Heckscherstr. 4, W-8000 München 40

Mattigk, G., Dr. med., Univ.-Kinderklinik Jena, Abt. Kinderneuropsychiatrie, Kochstr. 2, O-6900 Jena

Müller, G., Dr. med., Kliniken Hubertusburg, Abt. Pädiatrie, O-7264 Wermsdorf

Nissen, G., Prof. Dr. med. Klinik und Poliklinik für Kinder- und Jugendpsychiatrie der Universität, Josef-Schneider-Str. 2, W-8700 Würzburg

Patzer, H., Prof. (em.) Dr. sc. med., Abt. für Entwicklungsfragen der Klinik und Poliklinik für Kindermedizin der Medizinischen Akademie Erfurt, Gustav-Freytag-Str. 25, O-5082 Erfurt

Pröhl, Ursula, Dr. paed. Univ.-Kinderklinik Jena, Abt. Kinderneuropsychiatrie, Kochstr. 2, O-6900 Jena

Remschmidt, H., Prof. Dr. med., Dr. phil., Universitätsklinik für Kinder- und Jugendpsychiatrie, Hans-Sachs-Str. 6, W-3550 Marburg

Rohmann, E., Prof., Dr. sc. med., Univ.-Kinderklinik Rostock, Rembrandtstr. 16/17, O-2500 Rostock

Simernitzkaja, E.G., Doz. Dr. phil., Moskauer Staatliche Universität, Fakultät für Psychologie, Lehrstuhl für Medizinische Psychologie, Prospekt Marksa 18, Moskau, UdSSR

Schenker, J., Schulpsychologischer Dienst, Am Kritzegraben, O-6900 Jena

Schernikau, H., Fachkrankenhaus für Neurologie und Psychiatrie, Berlin-Lichtenberg, Klinik für Kinder- und Jugendpsychiatrie, Herzbergstr. 79, O-1130 Berlin

Schröter, G.: Klinik für Kindermedizin der Universität Leipzig, Oststr. 21/25, O-7050 Leipzig

Steinhausen, H.-Ch., Prof. Dr. Dr., Psychiatrische Univ.-Poliklinik für Kinder und Jugendliche, Freiestr. 15, CH-8028 Zürich

Stephani, U., Dr. med., Kinderklinik der Georg-August-Universität Göttingen, Robert-Koch-Str. 40, W-3400 Göttingen

Theile, H., Prof. Dr. sc. med., Klinik für Kindermedizin der Universität Leipzig, Oststr. 21/25, O-7050 Leipzig

Todt, H., Doz. Dr. sc. med., Kinderklinik der Medizinischen Hochschule Dresden, Fetscherstr. 74, O-8027 Dresden

Trappe, H., Dr. med., Kinder- und jugendpsychiatrische Abteilung am Kinderhospital, Iburger Str. 187, W-4500 Osnabrück

Wässer, St., Dr. sc. med., Klinik für Kindermedizin der Universität Leipzig, Oststr. 21/25, O-7050 Leipzig

Wetzel, K., Univ.-Kinderklinik Jena, Abt. Kinderneuropsychiatrie, Kochstr. 2, O-6900 Jena

Wiggers, G., Dr. med., Kinderkrankenhaus Weißensee, Hansastr. 156, O-1120 Berlin

Witzel, P., BNK Hildburghausen, O-6110 Hildburghausen

Zimmermann, R., Dr. med., BNK Schwerin, Grevesmühlener Str. 61, O-2760 Schwerin